Vieillissement et Migration en France

Approches psychopathologique et interculturelle

Espaces interculturels
Collection dirigée par Fabienne Rio
et Emmanuel Jovelin

La collection « Espaces Interculturels » publie régulièrement, depuis sa création en 1989, des ouvrages consacrés à des questions de la théorie et de la pratique de l'interculturel. La collection veut se faire l'écho des nouvelles recherches ouvertes dans les différentes sciences sociales sur des terrains aussi variés que ceux de l'éducation, du développement de l'enfant, des relations interethniques et interculturelles et des contacts de langue.

Déjà parus

A. GOHARD-RADENKOVIC et D. ACKLIN-MUJI (dir.), *Entre médias et médiations : les « mises en scène » du rapport à l'altérité*, 2010.
G. THESEE, N. CARIGNAN, P. CARR, *Les faces cachées de l'interculturel*, 2010,
Anne-Marie RICALDI-COQUELIN, *Visages d'exclusion dans la société malgache contemporaine*, 2010.
Aline Gohard-Radenkovic, Lilyane Rachédi (dir.), *Récits de vie, récits de langues et mobilités*, 2009.
Mohamed BOUSNANE, Abdoul BA, Fatima SKANARI (dir.), *Le vieillissement dans l'immigration. L'oubli d'une génération silencieuse*, 2009.
Anne-Françoise DEQUIRÉ, *La sélection des professeurs des écoles. Regard sociologique sur une pratique*, 2008.
Régis PIERRET, *Les filles et fils de harkis. Entre double rejet et triple appartenance*, 2008.
A. GOHARD-RADENKOVIC et A. J. AKKARI (dir.), *Coopération internationale : entre accommodements interculturels et utopies du changement*, 2008.
C. PERREGAUX, P. DASEN, Y. LEANZA et A. GORGA (sous la dir. de), *L'interculturation des savoirs. Entre pratiques et théories*, 2008.
Olivier MEUNIER, *De la démocratisation de la société à celle des formes de connaissance*, 2008.

Charlemagne Simplice MOUKOUTA

Vieillissement et Migration en France

Approches psychopathologique et interculturelle

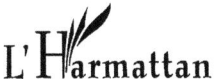

© L'Harmattan, 2010
5-7, rue de l'Ecole polytechnique ; 75005 Paris

http://www.librairieharmattan.com
diffusion.harmattan@wanadoo.fr
harmattan1@wanadoo.fr

ISBN : 978-2-296-12482-0
EAN : 9782296124820

DU MEME AUTEUR

MOUKOUTA, C.S. (2004), *Maladie mentale : Représentations, itinéraires thérapeutiques au Congo*, Paris, Paari.

MOUKOUTA, C.S (2002), Thérapies traditionnelles - thérapies modernes en milieu psychiatrique au Congo : Syncrétisme ou interférence ? *In Annales médico-psychologiques - Revue psychiatrique*, Paris, Elsevier éd, pp. 353-361.

Co-publications

MOUKOUTA, C.S; Carlos Alberto Dias; Santûsia Nunes Rabelo (2002), consideracöes sobre o homossexualismo no Brasil e no Congo in *Sociedade Brasileira de sexualidade humana,* numéro do Volume 13.

MOUKOUTA, C.S. (2005)., Représentation de la maladie mentale et violences familiales au Congo in, *Temps et Espaces de la Violence, PEWZNER E, Eds.* Paris, Sens Éditions, pp 197-213.

MOUKOUTA, C.S. (2008)., Communication sociale et santé psychique in KINYINDOU, A éd., Communication pour le développement : Analyse critique des dispositifs et pratiques professionnelles au Congo, Paris E.M.E, pp 95-113.

Je dédie ce livre

A la mémoire de mon père Germain MOUKOUTA, mon beau-père Joseph KIYOUNGUILA, mon frère Germain Martin MOUKOUTA, ma sœur cadette Blanche MOUKOUTA. Leur souvenir guide toujours mes pas.

A ma sœur Angelvie MOUKOUTA qui m'a toujours tenu la main et soutenu.

A mon épouse Gisèle Kyh MOUKOUTA, mes enfants Chalgi, Charlemagne God Leveut et Leeroy Joseph MOUKOUTA que j'ai souvent abandonnés au profit de la recherche à l'étranger. Ce projet n'aurait pas pu aboutir sans leur compréhension et leur patience.

A mon neveu Russel MATSOUMBOU, pour qui complicité, travail, foi et patience riment avec pragmatisme.

A toute la famille MOUKOUTA.

A mon maître, madame le professeur Evelyne PEWZNER qui m'a tant apporté et grâce à qui mon parcours migratoire n'a pas été trop pavé de chocs.

A monsieur le professeur Patrick DENOUX pour avoir accepté de rédiger la préface de ce livre et qui en a suivi avec enthousiasme la rédaction.

A Aimée BOURGUIGNON et Huguette MOYOU DJITAP pour la constance de leur amitié.

A Carole DURAND pour l'humanité de son écoute et de son aide sans fin.

A Philippe, Marie Claire, Simone et Jean LEBLANC, lesquels connaissent mieux que quiconque mon parcours, ils m'ont toujours soutenu et aidé dans les épreuves existentielles.

Aux Professeurs Abel KOUVOUAMA et Jean William WALLET, ainsi qu'au Docteur Eugène NZAHOU qui m'ont appris l'audace pour affranchir les chemins escarpés de la science et notamment de la pratique clinique.

A madame le professeur Lydia FERNANDEZ et monsieur le Docteur Jean-Paul NTSOULAMBA pour la lecture du manuscrit et la pertinence de leurs observations.

A mes amis Docteur Simplice MAHOUKOU, Docteur Médard MIZELE, Docteur Pascal BISSOLEKELE, Docteur Marcellin LOUBELO, Docteur Charles Lindor M'BERI, Docteur Jean Aimé DIBAKANA, professeur Alain KIYOUNDOU, Docteur Eugène Tondo BUBOTE, André MAVOUNGOU, Nzonza Nathalie MAKOUMBOU. Dans le chemin de l'exil, nous avons embarqué avec nous des souvenirs de notre jeunesse au Congo que chacune de nos rencontres et de nos contacts téléphoniques essaient de ranimer.

A toute l'équipe pluridisciplinaire du service de Psychogériatrie de l'Hôpital Philippe Pinel dont la convivialité a largement contribué à la finalisation de cet ouvrage.

Préface

Deux questions actuelles mais jusqu'alors séparées interrogeaient conjointement la psychologie interculturelle et la psychopathologie. La première formalisée fut celle du vieillissement générant en psychopathologie une multitude d'ouvrages spécialisés sur les processus psychiques afférents et soulevant en psychologie interculturelle, un nombre plus restreint de publications portant sur les effets psychoculturels des relations intergénérationnelles et des différents modèles de vieillissement. La seconde, plus récente, fut celle de la migration suscitant à l'inverse un nombre relativement faible d'écrits en psychopathologie au regard de la multitude de travaux au plan international que lui a consacré la psychologie interculturelle dans son acception plus précise de psychologie du contact culturel.

Or, il s'avère sans conteste que migration et vieillissement constituent de plus en plus sur le terrain des problématiques intimement liées. Du seul fait démographique bien sûr, les populations émigrées ont vieilli, mais aussi le brassage culturel n'a cessé de s'intensifier si bien qu'il devient difficile pour les psychologues d'investiguer le sujet vieillissant sans s'intéresser aux modèles culturels qu'il a intégrés tout autant qu'il leur devient impossible d'explorer la migration sans la resituer dans le continuum temporel d'un sujet vieillissant. C'est sous les auspices de cette double nécessité épistémique et pragmatique que se situe l'entreprise heureuse de C.S. MOUKOUTA, à l'endroit même où les outils manquent. De nombreux auteurs ont certes mené des expériences analogues de comparaison entre les univers différents de croyances (Afrique et Occident), de mythes et de symboles, mais peu d'entre eux ont pris pour option de sillonner des matériaux cliniques en vue non seulement d'y lire des ancrages culturels mais aussi d'y déceler une articulation interculturelle éclairante pour le rapport singulier qu'entretient le sujet avec le vieillissement et la migration.

Cet ouvrage avec beaucoup de circonspection et de pédagogie propose d'incontournables amers sans lesquels l'abord de ces problématiques complexes serait peu praticable. C'est ainsi que l'auteur relit les concepts et notions paraissant à première vue comme autant d'invariants notamment ceux de vieillissement dit normal et pathologique, de narcissisme, de complexe de castration etc.... Autant de rappels ajustés des fondamentaux de la psychopathologie et de la clinique psychanalytique constituant des repères indispensables. Cependant, à travers des références choisies, l'inventaire de la boîte à outils conduit inéluctablement l'auteur à revisiter la psychopathologie sous l'angle de sa pertinence dans le champ du contact culturel.

Dans un premier chapitre, l'auteur s'attache à dessiner le périmètre entre psychisme et culture à l'intérieur duquel il va situer sa réflexion puis, dans un deuxième chapitre, s'appuyant sur des données anthropologiques relatives au vieillissement, il propose une présentation synthétique de ses dimensions normale et pathologique. Dans un troisième chapitre, l'auteur introduit la différence culturelle, relativisme, cette fois-ci, plus de l'objet que de la démarche, faisant immédiatement jaillir de la comparaison Afrique-Occident une multitude de questions sur le vieillissement et la mort. Le quatrième chapitre consacré au vieillissement dans la migration fait le point sur les notions de traumatisme, de remaniement identitaire, de faux-self et propose sa contribution à une psychopathologie de la migration éclairée par la psychopathologie interculturelle. Sans pour autant que ce soit sa visée qui reste d'offrir un vade-mecum indispensable à l'aventurier de ces problématiques hérissées d'artefacts culturels, l'ouvrage provoque inévitablement chez le lecteur une interrogation paradigmatique, ce qui n'est pas la moindre de ses qualités.

Depuis presque trois décennies, la psychologie interculturelle de tradition académique francophone parcourt le champ objectal du contact culturel et plus particulièrement de la migration au point d'avancer maintenant un solide appareil théorique notamment mais pas exclusivement autour du concept générique d'interculturation et de ses nombreuses déclinaisons opérationnelles, il est grand temps que les autres psychologies se nourrissent en retour des nombreux résultats qui en découlent. C.S. MOUKOUTA guidé par un sens aigu de la spécificité des problématiques en clinique interculturelle invite le lecteur à un questionnement mutuel de la psychopathologie et de la psychologie interculturelle, en pionnier avisé, il ne s'est pas trompé de direction.

Patrick DENOUX - professeur de Psychologie Interculturelle

Introduction

Ce livre nous a été inspiré par la rencontre avec les patients âgés souffrant de troubles dégénératifs associés ou non à un syndrome anxio-dépressif. Il est également le fruit de la rencontre avec des patients en situation d'immigration pour qui, le temps signifie impasse, mal du pays, crainte, désespoir...

Il s'agit donc, ni plus ni moins, au-delà d'un recours inévitable à certains travaux, de parler de nos rencontres. Des rencontres singulières qui nous ont servi de guidance dans une clinique de la rencontre avec le patient et sa famille. Une clinique de la rencontre avec nous-même dans ce que le patient dit de nous, de ce qu'il nous révèle en se révélant. Une clinique de la différence et du contact de cultures. Une clinique des ressorts psychiques du rapport à l'autre. Une clinique qui interroge les présupposés théoriques sur lesquels elle s'appuie. Une clinique de la pratique clinique ainsi que des pesanteurs institutionnelles. Bref, une clinique du phénomène du vieillissement et de la migration dans ses variantes psychopathologique et interculturelle.

En effet, il est avéré que le vieillissement en tant que phénomène est devenu un sujet plus que préoccupant pour les pouvoirs publics. Les récentes statistiques de l'Insee (2008), en termes de projections démographiques, attestent que la France devrait compter 70 millions d'habitants d'ici 2050 (contre un peu plus de 60 millions en 2005) dont un tiers sera âgé de plus de 60 ans. Ce qui représentera alors 22,3 millions de personnes contre 12, 6 millions en 2005, soit une hausse de 80% en 45 ans. Selon le même rapport, c'est entre 2006 et 2035 que cet accroissement serait le plus fort avec l'arrivée à ces âges des générations nombreuses issues du baby-boom. Notamment les générations des personnes qui sont nées entre 1946 et 1975 », et qui deviennent de plus en plus dépendantes des structures pour personnes âgées, alors qu'en même temps est dénoncée l'absence criante d'établissements d'hébergement. D'ailleurs, les données de l'enquête de mai 2009 rapportées par la Direction de la Recherche, des Études, de l'Évaluation et des Statistiques (DREES) en témoignent clairement. Il existe selon cette étude, un taux global d'occupation de 96% des Établissements d'Hébergement pour Personnes Âgées (EHPAD). Le délai d'admission dans ces institutions devient aussi de plus ou plus long. Souvent, il faut attendre un décès pour qu'une place se libère et celle-ci n'est pas forcément réservée à des personnes âgées présentant, en sus des problèmes d'autonomie, des pathologies psychiatriques.

Pour ce qui est de l'immigration, les enquêtes annuelles de l'Insee de 2004 et 2005 rapportent : à la mi-2004, 4,9 millions d'immigrés résident en France métropolitaine. Ce qui représente 8,1% de la population.

Actuellement ce chiffre non seulement ne cesse de croître en raison des situations socio-économiques et politiques de nombreux pays, mais également met en relief la forte propension des immigrés âgés, lesquels une fois installés en France ont du mal à repartir dans leurs pays d'origine.

Par ailleurs, en Afrique, en dépit de la baisse de l'espérance de vie, le vieillissement et la représentation sociale de la personne âgée sont très différents même si certains invariants peuvent être constatés. Malheureusement, les guerres successives qui hantent ce continent et le désenclavement de ses villes, justifient le manque de données statistiques objectivement exploitables en matière de démographie. Toutefois, la seule certitude dont nous disposons concerne le taux de mortalité très élevé des personnes âgées, notamment au Congo après les guerres successives de 1993 à 1998. Celles-ci ont causé un nombre important de décès souvent dus : à des accidents vasculaires cérébraux, à la précarisation de plus en plus accrue des structures sanitaires, à la malnutrition… Cette liste est loin d'être exhaustive.

Ce faisant, qu'il s'agisse de l'Occident (France) ou de l'Afrique (Congo), le phénomène du vieillissement reste une véritable énigme. D'une part, en raison des aménagements défensifs qui sont déployés tant de la part du sujet vieillissant que de sa famille et d'autre part, dans le sens où actuellement, dans les pays développés comme la France, le sujet âgé a de plus en plus recours au suicide alors qu'autrefois, vieillir était un prestige auquel tout individu aspirait.

Globalement au niveau de l'échiquier national Français, contrairement en Afrique où le suicide du sujet âgé est peu fréquent, les statistiques montrent que pour 10 660 décès par suicide par an, un peu plus de 3000 concernent des personnes de 65 ans et plus. Selon Tessier (1999)[1], la méthode la plus employée par les personnes âgées est la pendaison. Un suicide sur deux chez l'homme âgé et un suicide sur trois chez la femme âgée sont réalisés par ce moyen. Le suicide du sujet âgé est peu médiatisé à l'inverse de celui de l'adolescent alors que les chiffres sont très accablants. C'est en cherchant à décrypter dans toute leur quintessence les paradigmes liés au vieillissement que nous pensons lever le voile de l'énigmatique complexité même de la personnalité du sujet âgé. Celle-ci est souvent aux prises avec des contingences sociales constamment en mutation. De nombreux auteurs ont certes mené cette entreprise, mais peu d'entre eux ont osé explorer des matériaux cliniques en vue d'une réelle comparaison entre les univers de croyance de mythes et de symboles différents (Afrique et Occident) en y insérant à juste titre la question de la migration. C'est à cette aventure que nous nous engageons en étant bien conscient du risque qu'encourt tout aventurier qui se prête à un tel exercice... le risque d'être mal compris !

Ainsi pour réduire au maximum ce risque, le procédé sera d'agrémenter nos propos par des vignettes cliniques de patients présentant, pour certains, des troubles démentiels et/ou apparentés en lien avec le phénomène de la sénescence et en même temps exprimant des souffrances dues à la situation de « transplantation culturelle ». Par ce moyen, nous tenterons d'éviter, du moins nous l'espérons, le risque de professer un discours spéculatif, et tenterons ainsi d'apporter une contribution, à la problématique combien plus large, du vieillissement et de la migration.

---

[1] TESSIER 1999)., Suicide des sujets âgés et autres conduites autodestructrices. *Psychiatrie du sujet âgé*. Ed. Flammarion, coll. Médecine-sciences.

Destiné aux étudiants de médecine, de psychologie, de sociologie, des écoles d'infirmières, cet ouvrage s'adresse fondamentalement aux professionnels de santé mais également à ceux qui sont préoccupés par le problème du vieillissement dans sa triple dimension : biologique, psychologique et sociale ; problème autour duquel se greffent les questions d'identité dans leurs contours interne et externe, de mêmeté et d'ipséité, d'altérité et de rencontre de cultures différentes. Nous aurons par la même occasion la possibilité d'interroger notre rapport à l'objet d'analyse sous la double appartenance identitaire de clinicien exerçant en milieu hospitalier français, et qui en même temps partage depuis l'enfance les valeurs culturelles africaines. Pour consolider notre charpente, les approches psychopathologiques et interculturelles seront mises en branle de sorte à constituer notre cadre d'argumentation. Notre ouvrage se décline de la manière suivante :

Dans un premier chapitre, il s'agira de faire quelques mises au point sur la manière dont les termes « psychopathologie » et « interculturel » peuvent se laisser entendre.

Dans le second chapitre, nous revisiterons certaines notions qui paraissent à première vue comme des invariants. Notamment celles du vieillissement, le vieillissement dit normal et celui dit pathologique, le narcissisme, le complexe de castration, etc.

Le troisième chapitre, portera sur une étude anthropologique afin de mieux cerner la place de la personne âgée en Occident et en Afrique. La mort, les rites, le rapport de l'individu à l'ancestralité, seront entre autres les aspects que nous explorerons.

Dans le quatrième chapitre, nous examinerons avec un intérêt tout aussi soutenu, la question de la migration des personnes âgées. Ceci, d'une part, par le canal des réaménagements identitaires qu'elle engendre, et d'autre part, nous l'étudierons par l'entremise de la notion du traumatisme dans ses diverses expressions cliniques. Plus spécifiquement, nous donnerons sens aux expressions du malaise qui est induit par la situation d'exil. Un exil souvent involontaire, forcé, et témoin de mal-être qu'on emporte avec soi. Un mal-être qui reste indicible, et qui pourtant, constitue pour certains un dernier rempart.

Chapitre 1

Psychopathologie et interculturalité

De la psychiatrie à la psychopathologie

Par souci de circonscription historique, il convient de situer la psychopathologie dans le champ médical, celui de la psychiatrie. Cette discipline a vu le jour au début du XIXe siècle, lorsque la folie est entrée dans le domaine médical, plus exactement lorsque la folie est devenue maladie mentale. Le mot « psychiatrie » (médecine de l'âme) ne s'imposera, en fait, qu'à la fin du XIXe siècle. Avant cela on parlait encore de « Traité des maladies mentales » ou de « Traité de l'aliénation » (Pewzner, 1995).

En dépit de l'existence de plusieurs définitions, de nombreux auteurs, notamment Jalley (1998) [2] s'accordent à considérer la psychopathologie comme une réflexion théorique sur la clinique psychiatrique ou encore comme la théorie générale de la psychiatrie. Lantera-Laura (1994)[3] la considère en termes de métalangage, dont la psychiatrie clinique et thérapeutique constituera le langage objet. Trois acceptions sont ainsi mises en relief par cet auteur.

La première acception définit la psychopathologie comme la connaissance des maladies de l'âme et s'identifie à l'ensemble de la psychiatrie.

---

[2] JALLEY, E. (1998)., Psychanalyse, psychologie clinique et psychopathologie In *SAMACHER R, Eds, Psychologie clinique et pathologique*, Paris, Bréal.
[3] LANTERI-LAURA, G. (1994)., In *WILDLÖCHER, D., Traité de psychopathologie*, Paris.

La seconde considère la psychopathologie comme la psychologie du pathologique, en d'autres termes comme la psychiatrie reconstruite à partir d'une psychologie supposée générale et alors affectée d'un indice de morbidité.

Enfin, la troisième acception précise que si le terme « psychopathologie » renvoie à « la psychologie du pathologique », il peut aussi soit désigner la description globale de l'expérience vécue de malade, soit la recherche d'un trouble fondamental chargé d'unifier la diversité symptomatique.

Cette dernière occurrence fait ressortir le caractère clinique de la démarche en psychopathologie. Il s'agit de partir des faits observés : traits de personnalité, qualité de la relation au cours des entretiens en vue de procéder à d'éventuelles hypothèses étio-pathogéniques, lesquelles peuvent être précédées par des évaluations cliniques, notamment les tests de personnalité qui font partie de l'armature de la clinique dite standardisée ou armée.

La spécificité de la psychopathologie doit aussi être soulignée. Interpréter comme le souligne Pewzner (1995)[4], est la tâche essentielle et sans doute spécifique de la psychopathologie : c'est reconnaître que loin d'être « insensés », les symptômes ont un sens. Ce sens ne peut être saisi qu'en référence à la personnalité entière du malade, à son histoire singulière, à ses attaches familiales et socioculturelles.

De la psychopathologie à la psychologie interculturelle

Le terme de psychologie interculturelle repose du point de vue de son fondement sur deux hypothèses : la première défend l'idée de l'universalité de l'inconscient, la seconde accorde la prévalence aux différences et aux spécificités culturelles. Ces deux hypothèses telles que présentées

---

[4] PEWZNER, E. (1995)., *Introduction à la psychopathologie de l'adulte*, Paris, Armand Colin.

interrogent dans une démarche dynamique et complexe le rapport entre le psychisme et la culture. Mais au-delà des enjeux idéologiques et des divergences qui ont ponctué l'essor de chaque discipline, certaines thèses semblent faire l'unanimité dans le monde des chercheurs. A titre d'exemple, nous citerons tout d'abord la thèse de Krewer et Dasen (1993)[5], qui met en avant deux courants principaux en psychologie interculturelle :

- Un courant comparatiste ou culturel qui oppose lui-même une approche « émique » (emic) ou « interne » à une culture (tendance culturaliste) et une approche « étique » (etic) ou « générale » (tendance transculturelle).

- Un courant interactionniste ou interculturel.

Cette thèse peut être relayée par celle de Berry (1997)[6] : *« La psychologie interculturelle (cross-cultural psychology) est l'étude systématique des relations entre les contextes culturels du développement humain et les comportements qui s'actualisent progressivement dans le répertoire d'individus se développant dans une culture particulière. Le champ est divers : certains psychologues travaillent beaucoup dans une seule culture (psychologie culturelle), certains comparent plusieurs cultures (psychologie interculturelle comparative) et certains travaillent avec des groupes ethniques à l'intérieur des sociétés multiculturelles (psychologie interculturelle) ; tous ambitionnent de fournir une compréhension des relations culture-comportement ».*

Toutefois, certaines notions auxquelles ces thèses se rapportent doivent être mises en exergue et nécessitent d'être éclairées. C'est le cas du concept de « culture ». Comment dès lors cerner un « terme » qui est aussi polysémique et qui peut être appréhendé différemment selon les approches :

---

[5] KREWER, B, DASEN, P. (1993)., « La relation psychisme-culture : un problème d'équivalence des termes dans la discussion internationale » In F. Fanon et G. Vermès (Eds.), *L'individu et ses cultures*, Paris, L'Harmattan.
[6] BERRY, J., POORTINGA, Y., PANDEY, J., DASEN, P., SAARASWATHI, T., SEGALL, M., KAGITCIBASI, C. (Eds.)., (1997), *Handbook of Cross-Cultural Psychology* (2e edition), 3 volumes, Boston, Allyn and Bacon.

anthropologique, ethnologique, pédagogique, philosophique, linguistique, psychologique, etc. ?

Issu du latin *colère*, cultiver au sens agricole, le terme « culture » s'emploie selon l'expression de Cicéron au sens de « labourage de l'esprit » (Camilleri et Vinsonneau, 1996). Cependant un point d'honneur revient à Tylor qui en 1871 a suggéré une première définition de ce concept. Depuis lors, les études menées par Kroeber et Kluckhon en 1952 ont inventorié au cours de cette période près de 160 définitions. De nos jours, ce chiffre a sans cesse augmenté. S'inspirant de la thèse de Tylor, la majorité des ethnologues affirme que la culture consiste en tout ce qui est construit par l'homme, lui permet de s'adapter à son milieu et d'adapter celui-ci à ses besoins. C'est une réalité collective qui témoigne d'une philosophie, d'un savoir-faire, d'un savoir-vivre, propre à un groupe (Zohra, Troadec, 2000).

Dans une autre optique, celle portée par Kaës (1998)[7], la culture revêt une grande importance. En effet, elle soutient le processus de la structuration psychique en introduisant le sujet à l'ordre de la différence, spécialement dans les rapports décisifs des sexes et des générations ; à l'ordre de la langue, c'est-à-dire au système de significations dans lequel s'arrime sa parole singulière ; à l'ordre de la nomination, c'est-à-dire au système de désignation du sujet dans sa place dans la généalogie, dans son affiliation sociale et culturelle.

Comme d'autres auteurs, l'apport de Devereux a été d'un grand intérêt dans la genèse de la psychologie interculturelle dans la mesure où il a permis de mettre en place à la fois une assise théorique et méthodologique (rassemblée autour de l'ethnopsychiatrie) permettant de comprendre le fait psychopathologique en tenant compte de l'univers culturel dont il émane.

Dans son texte de 1956, « Normal et anormal », l'auteur distingue « un segment inconscient de la personnalité

---

[7] KAËS, R. (1998)., *Différences culturelles et souffrances de l'identité*, Paris, Dunod.

ethnique » différent de l'inconscient idiosyncrasique, réintroduisant la culture au plus profond du psychisme humain. Sa thèse soutient alors le lien inextricable entre la culture et le psychisme.

Nous faisons aussi la nôtre, la pensée de Nathan (1987)[8] qui considère la culture comme une méta-enveloppe intériorisée, une enveloppe souple qui intègre différents paramètres au fur et à mesure du développement du sujet, en fonction des variations du milieu plus ou moins importantes auxquelles sera confronté l'individu.

En observant minutieusement ces différentes conceptions, l'idée qui ressort clairement est celle de la culture ou du contexte culturel qui est structuré par une ou des langues, des relations et une organisation de la parenté, des pratiques sociales et des représentations dont certaines sont idiosyncrasiques et d'autres partagées.

Dans l'un de nos écrits[9], nous avons longuement insisté sur cette notion de contexte en explorant ses différents contours dans une perspective intégrative avec une typologie quadripartite qui s'inspire de l'œuvre d'Armengaud (1999)[10].

Que dire de la notion d'enculturation ?

---

[8] NATHAN, T. (1987)., Cultures et symptômes, *Enfances et cultures, Colloque de l'ANPASE,* Paris, Privat.
[9] MOUKOUTA, C.S. (2008)., Communication sociale et santé psychique in KINYINDOU, A éd., *Communication pour le développement : Analyse critique des dispositifs et pratiques professionnelles au Congo*, Paris E.M.E, pp 95-113.
[10] - le contexte circonstanciel, factuel, existentiel, référentiel : l'identité des interlocuteurs, leur environnement, le lieu et le temps où les propos sont tenus ;
- le contexte situationnel ou paradigmatique : l'environnement culturellement médiatisé : un spectacle, une transaction commerciale, une cérémonie religieuse…etc.;
- Le contexte interactionnel : l'enchaînement des actes de langage entre interlocuteurs, produisant des effets pragmatiques en fonction de leurs formes ;
Le contexte présuppositionnel : les présupposés, croyances, valeurs, intentions, attentes des protagonistes.

Loin de procéder à une étude exhaustive de ce terme, nous nous limiterons à Dasen (1993) qui fait remarquer que : « l'enculturation désigne tout ce qui est appris au cours d'une vie humaine, du fait de ce qui est disponible dans le milieu écologique, social et culturel. Selon l'auteur, l'enculturation revient à une imitation progressive, au cours de l'ontogenèse, de l'ensemble des comportements biologiquement possibles à ceux qui sont socialement acceptables ou culturellement nécessaires »[11].

A l'inverse, l'acculturation renvoie au processus par lequel un groupe humain assimile tout ou une partie des valeurs culturelles d'un autre groupe. Cette assertion est aussi celle soutenue par Redfield, Linton et Herskovit (1936) : « Ensemble de phénomènes résultant d'un contact continu et direct entre groupes d'individus appartenant à différentes cultures, et aboutissant à des transformations affectant les modèles culturels originaux de l'un ou des deux groupes »[12].

Toujours, par souci de précision, il nous semble important de mettre en débat la réflexion de Clanet (1990)[13] qui repose sur la nature paradoxale de la dynamique interculturelle. L'auteur atteste que dans la rencontre s'opère un double mouvement : la transformation des systèmes en présence du fait de leurs interactions et le maintien de ces derniers du fait du désir de chacun de préserver son identité. Ainsi trois processus peuvent émerger de cette rencontre : l'assimilation par chaque groupe de valeurs de l'autre ; la différenciation par la revendication de certaines spécificités ; la synthèse originale avec création de nouvelles réalités. Ces éléments vont s'imbriquer, s'entrecroiser et s'interagir. Cette sommation va constituer ainsi le processus d'interculturalité. Toutefois,

---

[11] DASEN, P. et All. (1993)., Psychologie clinique et interrogations culturelles, Paris, Harmattan.
[12] Redfield, R., Linton, R., & Herskovitz, M. (1936). Memorandum for the study of acculturation. *American Psychologist, 38,* 149-152.
[13] CLANET, C. (1990)., *L'interculturel. Introduction aux approches interculturelles en éducation et en sciences humaines,* Toulouse, PUM.

comme le fait remarquer Denoux [14], cette occurrence peut inspirer plusieurs remarques :

- L'interculturalité d'après cette définition ne tirerait sa particularité que de la qualité culturelle des interactants et non de la spécificité, pourtant observée des processus ;

- L'appartenance culturelle des interactants ne garantit pas le caractère interculturatif des processus psychologiques étudiés. Certaines interactions (obéir, échanger, acheter, etc.) peuvent se résoudre *a minima* sans implication de la différence culturelle ;

- La singularité de l'interculturalité réside dans le produit (l'émergence d'une culture tierce) plutôt que dans les déterminants du contexte (la présence de plusieurs cultures).

Partant de ces réserves, l'auteur pense que l'accent doit surtout être mis sur l'engagement implicite ou explicite de la différence culturelle que les interactants tentent de métaboliser.

L'autre débat porte sur l'articulation entre l'interculturalité et transculturalité. L'interculturalité désigne théoriquement les conflits manifestement liés à des pratiques ou à des coutumes culturelles différentes, ainsi que l'impact sur celles-ci des paramètres économiques, politiques et sociaux.

La transculturalité quant à elle, désigne les modalités de travestissement du trouble identitaire, c'est-à-dire les lieux singuliers de l'inscription de la culture en chaque sujet. La transculturalité serait *a priori* le « socle ontologique » de toute interculturalité en tant que subversion par le sujet singulier des composantes manifestes de sa culture ou d'autres cultures. Autrement dit, l'interculturalité implique seulement l'inconscience des pratiques culturelles apprises, ainsi que leur infléchissement dû à des mesures conjoncturelles (politiques notamment), alors que la transculturalité, selon Paquette (1996) impliquerait plus profondément le refoulé de l'identité singulière en tant que spécification de la sexuation psychique dans la culture.

---

[14] Denoux cité par Zohra Guerraoui et Bertrand Troadec in Psychologie interculturelle, Armand Colin, 2000, page 19.

D'un point de vue philosophique, pour Chatue (2007)[15], la transculturalité signifie plus précisément l'idée que la possibilité d'un au-delà de la culture est soit inscrite dans la culture elle-même non comme expression particulière d'une disposition universelle (essence métaphysique spirituelle ou structure inférée de l'esprit), mais comme expression d'une normativité toujours en cours, indissociable des contraintes particulières de chaque individu et de chaque ensemble social plus ou moins vaste. Elle fait donc référence à un plan d'immanence qui implique directement le spinozisme, où émerge en effet la pensée d'une solidarité des libertés résistantes. Par là, la transculturalité désigne une idée de franchissement de frontières qui va au-delà de l'épiphénomène de la découverte mutuelle des cultures, de leur dialogue, de leur coexistence, fondée sur un simple désir/besoin de connaissance réciproque. Car, par ailleurs la singularité de l'individuel et du collectif s'y présente plutôt comme procès, non en tant que devenir du même, mais en tant que devenir-sujet. Elle fait de l'anthropologie un enjeu politique majeur, car si l'homme est attaché au mythe des origines, de l'intériorité et de la finalité, s'il est pure affirmation de son existence contre les forces qui n'existent que de la nier, alors chacun, individuel et collectif, devient source infinie de valeurs.

Fondamentalement, si l'on devait situer la différence de plan ou de registre qui sépare le champ interculturel de celui de la transculturalité, l'on dira que l'interculturalité se situe au niveau phénoménal des pratiques. Nous ajouterons en outre que d'un point de vue topique, l'interculturalité se situe au niveau du Moi conscient ou préconscient, c'est-à-dire au niveau d'un Moi considéré peu ou prou comme homogène. A l'inverse, c'est au cœur de la transculturalité que la dynamique interne des instances psychiques (Ça, Moi, Surmoi) restitue à l'interculturalité sa place, celle d'un lieu de tensions entre imaginaire et symbolicité.

---

[15] CHATUE, J. (2007)., *L'Afrique Noire et le biais épistémologique*, Université de Picardie Jules Verne, Thèse d'habilitation à diriger des recherches.

Plus concrètement l'interculturalité suppose une construction culturelle dans le contact de deux ou plusieurs cultures. Par conséquent, la psychologie interculturelle au sens de psychologie du contact culturel (*culture contact psychology*) analyse le mouvement par lequel le sujet se constitue dans l'élaboration d'un sens multi référencé et dans la vectorisation d'émergences psychologiques originales (Denoux, 1999)[16].

De ces considérations, on peut en déduire que de la même manière que la psychopathologie essaie de saisir le fait pathologique sous-tendant le culturel, l'approche interculturelle elle, selon la pensée d'Abdallah-Pretceille (1985)[17], s'intéresse à la relation « psychisme » et « culture ».

Pourtant, une nuance mérite d'être apportée dans le sens où l'approche interculturelle n'a pas pour objectif d'identifier autrui en l'enfermant dans un réseau de significations (approche culturaliste), ni d'établir une série de comparaisons sur la base d'une échelle ethnocentrée (approche transculturelle). Son objet est de proposer un schéma d'analyse pour cerner l'ensemble des processus (psychiques, relationnels, groupaux, institutionnels) générés par les contacts de cultures ethniques, régionales, générationnelles, de genre, etc., afin de répondre, selon Denoux (1999), à une double question : comment admettre pour soi et comment gérer les effets engendrés par la différence culturelle ?

---

[16] DENOUX, P. (1999)., Modélisations du vieillissement psychique et appréhension de la différence in J.WERTHEIMER et J-M LEGER (Ed), *Traité de Psychiatrie du sujet âgé*, Paris, Flammarion, pp 56-64.
[17] ABDALLAH-PRETCEILLE M. (1985). Pédagogie interculturelle : bilan et perspectives, In C. Clanet (Eds.), *L'interculturel en éducation et sciences humaines,* tome 1, Toulouse, PUM.

Chapitre 2

Le Vieillissement dans sa dimension normale et pathologique

Est-t-il possible d'appréhender les notions du vieillissement normal et pathologique à la fois dans leur universalité et leurs spécificités culturelles ? Pour commencer, nous apporterons quelques précisions sur la notion du vieillissement dans ses dimensions normales et pathologiques.

Les invariants du vieillissement dit normal

Au-delà des aspects historiques, la notion de vieillesse est difficile à définir du fait de multiples modélisations du vieillissement qui infléchissent les pratiques sociales quotidiennes, au progrès scientifique et le rapport au corps dans ses variantes à la fois physiques, psychiques et sociales. Nous examinerons ici certaines de ces modélisations, en prenant bien garde comme le stipule Denoux (1999) que la saisie de ces différentes approches permette au praticien et au chercheur de se dégager des évidences sensibles pour accéder à la complexité d'un processus diversifié. En considérant la vieillesse comme le dernier âge de la vie, le vieillissement va constituer ainsi l'ensemble des modifications qui affectent cette dernière période de la vie, un processus de déclin. En d'autres termes, la vieillesse serait la résultante de l'interaction des différentes dimensions du processus de vieillissement. Nous sommes en parfait accord avec Messy (1992) quand il évoque le caractère normal et inéluctable du vieillissement. C'est un état biologique, psychologique et social, irréversible que l'on atteint à un certain âge de la vie. Cependant, on est très loin d'avoir réussi à trouver un consensus au sujet de l'âge puisque celui-ci reste encore une véritable énigme. A partir de quel âge peut-on considérer que quelqu'un est vieux ?

Si l'on se réfère aux études menées par l'organisation mondiale de la santé, le seuil de la vieillesse est situé entre cinquante et soixante cinq ans. Dans les conceptions médico-sociales en Occident, on parle de troisième âge à partir de soixante cinq ans, qui est l'âge le plus fréquent de la retraite. Le quatrième âge interviendrait à partir de quatre-vingts ans. Mais ces chiffres n'ont qu'une valeur relative, puisque au-delà de l'aspect biologique, le vieillissement dépend aussi de la psychologie de chacun. Thèse que Maud Mannoni (1991) défend quand elle évoque les derniers jours d'Octave Mannoni : « la vieillesse n'a rien à voir avec un âge chronologique. C'est un état d'esprit. Il y a des vieux de vingt ans, des jeunes de quatre-vingt dix ans »[18]. C'est une affaire de générosité de cœur, mais aussi une façon de garder en soi suffisamment de complicité avec l'enfant que l'on fut. (De Beauvoir, 1970).

Si le vieillissement est un processus qui s'inscrit dans la temporalité de l'individu du début à la fin de sa vie et si la vieillesse est un état d'esprit, on pourrait alors affirmer que le vieillissement normal serait celui qui est vécu sans heurts, sans maladie mais qui se traduit tout de même par une réduction des capacités fonctionnelles de l'organisme. Dans cette approche, il faut ajouter le regard de l'autre, car les expériences personnelles n'indiquent pas forcément le nombre des années vécues, tout comme les personnes proches du grand âge ne ressentent pas systématiquement les impressions cénesthésiques révélant les involutions de la sénescence. Autrement dit, comme le note encore De Beauvoir (1970), la vieillesse apparaît plus clairement aux autres qu'au sujet lui-même et souvent la révélation de l'âge des personnes âgées émane de la demande des autres. Il est très difficile d'y consentir ; ces personnes doivent accepter et saisir une réalité qui leur vient de l'extérieur. Quand la vieillesse se saisit de la vie des personnes, elle les laisse stupéfaites parce que « l'âge s'empare d'elles par surprise » (Goethe cité par De Beauvoir). Même si des signes de la vieillesse viennent du corps, ils restent tout de même

---

[18] MANNONI, M. (1991)., *Le nommé et l'innommable. Le dernier mot de la vie*. Paris, Denoël.

ambigus. Des maladies guérissables peuvent être confondues avec une irréversible sénescence. Il est possible aussi d'avoir une réaction inverse : Des maladies dues à la vieillesse peuvent être ignorées parce qu'elles sont prises pour des troubles infimes et soignables. Autrement dit, pour se rendre compte du phénomène de la vieillesse par le biais du corps, il faut prendre conscience de son âge. Pourtant, ce n'est pas le fait qu'une personne a conscience de son âge, qu'elle va pouvoir intérioriser ses rhumatismes, son arthrite... et surtout accepter son nouveau statut. Pour ces personnes, elles restent les mêmes, mais avec des rhumatismes en plus. Plusieurs éléments montrent que pour bon nombre de personnes, l'âge n'est pas forcément l'indicateur permettant de déterminer l'entrée dans la vieillesse. Tout comme certains signes corporels, les cheveux blancs, la calvitie, les rides, les réflexes plus lents, le tassement de la colonne vertébrale, la raideur peut aussi apparaître chez des sujets adultes. C'est donc le regard de l'autre qui précipite le sentiment d'être vieux. Mais cette approche ne constitue pas en soi une panacée.

Quoi qu'il en soit la vieillesse reste un phénomène irréversible qui peut être interprété comme une rupture d'ordre qualitatif. C'est l'accumulation quantitative, de ces modifications nous dit Herfray (2001) [19], qui conduit au changement qualitatif. Progressivement, les modifications corporelles s'accentuent au fil du temps jusqu'au jour où apparaissent les rides sur un visage anciennement lisse, les cheveux gris sur une tête qui fut blonde, brune ou noire, un peu plus de lenteur dans les mouvements, un changement du timbre de voix, etc. Ces changements transforment lentement l'image de l'être au fil des années. Ce faisant, la rupture s'avère effective ; l'image n'est plus celle qu'elle a été. Dès lors, les personnes âgées sont identifiées à une autre classe d'âge, à une autre appartenance.

La vieillesse devient ainsi un statut qui implique la perte d'un statut social antérieur, ce qui finalement amène les personnes âgées à s'interroger sur leur identité qui vacille au

---

[19] HERFRAY, C. (2001)., *La vieillesse en analyse*. Paris, Dunod.

travers des phénomènes de fatigue constante, de baisse de tonus, etc. Les premières défaillances physiologiques imposent à la conscience du sujet ses limites et lui rappellent la loi irréversible de son évolution.

Le vieillissement n'est pas que physique, il entraîne aussi des conséquences sur le psychisme du sujet. Avant d'en citer quelques-unes unes, faisons un petit détour pour montrer la manière dont Freud a établi sa théorie de l'appareil psychique de sorte à démontrer comment lors de la vieillesse celui-ci est restructuré. Composée des systèmes conscients, pré conscient et inconscient, la première topique freudienne, révèle qu'entre chaque système, des censures existent et permettent le contrôle des informations.

En 1923[20], Freud propose une autre structuration de l'appareil psychique, c'est sa deuxième topique : *Le Moi, le Ça et le Surmoi*.

Le Moi est un Moi corporel qui contrôle et sert de lien entre la réalité psychique et le monde extérieur. Le Surmoi constitue d'une certaine manière, la loi, les normes, il émane du complexe d'Œdipe via l'angoisse de castration et l'autorité parentale. Enfin le Ça est le pôle pulsionnel de la personnalité ; son contenu est inconscient.

Ainsi face au vieillissement, le Moi peut réagir de différentes façons, le plus souvent de façon rigide en rejetant toutes formes de changements voire toutes formes de modifications. Partant de là, s'opère une démarche de surinvestissement des éléments familiers pour se protéger de tous ceux qui ne le sont pas. Cette rigidité, dont nous avons parlé plus haut peut aussi se manifester sur le plan affectif quand la personne n'a plus les capacités de gérer les différents bouleversements qui apparaissent lors de son vieillissement. Ceux-ci se ressentent à travers des expressions diverses dont les attitudes régressives qui peuvent rappeler certaines structures névrotiques avec des traits hystériformes. On pourrait également citer le conformisme qui peut se révéler comme étant

---

[20] FREUD, S. (1923)., « Le moi et le ça » in *Essais de psychanalyse,* Paris, Payot, 1966.

une défense contre l'inconnu ou les dangers extérieurs. Quand le Moi échoue dans son rôle de protection contre l'angoisse, on assiste à plusieurs cas de figure. Les plus fréquents sont les plaintes somatiques, souvent centrées sur le fonctionnement intestinal. Pour Ferry et Le Gouès (1989)[21], il y a donc nécessité pour le Moi de se réorganiser avec l'avènement de la vieillesse. Le destin de cette réorganisation sera fonction de l'organisation psychique antérieure du sujet, et des moyens dont il dispose dans l'actualité. Ainsi la vieillesse, de fait entraîne un changement dans les relations qu'entretient le Moi avec les autres instances qui lui sont liées, comme le surmoi et selon que le complexe d'Œdipe est réactivé ou non, il mobilisera plus ou moins de sévérité.

Le Gouès (1991)[22] a repéré que la personne âgée est mue par des sentiments d'immortalité qui sont déclinés en deux fantasmes : le fantasme d'intemporalité et le fantasme d'éternité. Le fantasme d'intemporalité est un fantasme de jeunesse éternelle, la vieillesse n'arrivant qu'aux autres, tandis que celui d'éternité consiste à se croire immortel, donc l'idée d'échapper à la mort. Ce fantasme est alimenté par diverses croyances, comme la réincarnation ou la vie après la mort. Il est très vivace en Afrique où la représentation de la mort n'a pas la même connotation qu'en Occident, et où, justement, la personne âgée est perçue, comme un ancêtre en devenir ; elle est donc vénérée. Cette place privilégiée qui lui est accordée est attenante aux fortes croyances en la religion, en Dieu et au monde mystique. D'ailleurs, à ce propos, les chrétiens considèrent qu'il y a une vie après la mort. Par conséquent, même si physiquement on meurt, spirituellement on s'attend à une autre vie dans l'au-delà. Par exemple lors des oraisons funèbres, il nous arrive d'entendre chez certains africains : « Papa, tu viens de mourir, je te rejoindrai d'ici peu, entre temps va te reposer en paix ». Cette réalité est bien illustrée dans le poème « *Souffles* » de Birago Diop (1961)[23] qui considère qu'en Afrique : « les morts

---

[21] FERREY, G & LE GOUES, G. (1989)., *Psychopathologie du sujet âgé*, Paris, Masson, 3ᵉ éd.
[22] LE GOUES, G. (1991)., *Le Psychanalyste et le Vieillard,* Paris, PUF.
[23] BIRAGO DIOP, « Souffles », *Les contes d'Amadou Koumba*, Ed. Présence africaine, Dakar, 1961, pp 173-175.

ne sont pas sous la terre, ils sont dans l'arbre qui frémit, ils sont dans le feu qui s'éteint, etc. Les morts ne sont pas morts... ». Ceci juste pour montrer l'attachement de l'Africain aux croyances ancestrales, l'idée qu'il a de la mort et de la vie après la mort. Autrement dit, il y a un fort attachement des africains aux pratiques animistes où l'âme divinisée requiert une place privilégiée, contrairement aux occidentaux où la mort relève de la finitude.

Ainsi les deux fantasmes (d'intemporalité et d'éternité) vont être mis en danger lors du vieillissement psychique. Il va donc se créer une tension entre le Moi qui subit la réalité du temps et le ça qui ignore la mort. Cette tension devra dès lors être gérée et se traduira en termes de gains ou de pertes. Quand celle-ci est vécue comme pertes, le sujet doit élaborer une nouvelle position dépressive, formulation de Mélanie Klein. La position dépressive, selon la théorie de l'auteur porte sur la petite enfance entre six et huit mois. Au cours de cette période, l'enfant réalise au départ que l'objet est total, c'est-à-dire que son amour et sa haine ne sont tournés que vers un seul et même objet. Il devra alors se tourner vers l'autre, voire vers d'autres objets. L'acquisition de la position dépressive permet à l'enfant de mieux comprendre l'autre et lui-même. Elle lui donne accès à la culpabilité et au besoin de réparer les dégâts que son agressivité peut causer. Ce mécanisme permet à l'enfant d'accepter la disparition de l'objet et d'accepter la douleur pour pouvoir ensuite s'en séparer. L'enfant doit donc se confronter à la réalité de la perte. Cependant cette situation n'est pas aussi simple, car pendant la vieillesse les pertes se multiplient. Il peut donc y avoir de plus en plus de difficulté à se détacher des derniers objets investis lorsqu'ils sont perdus. Comme l'affirme Caron (2006)[24], « l'accumulation de deuils inhibe les capacités d'élaborer et affaiblissent la possibilité du travail de séparation ». Qui dit séparation sous-entend d'abord attachement, et ce dernier thème est l'argumentaire utilisé par

---

[24] CARON, R. Vivre avec la maladie d'Alzheimer. Rev. Fr psychiatry psychol. 2006; 10(100) : 43-8.

Bianchi (1987)[25] pour expliquer les difficultés liées au travail d'élaboration. Il est vrai que dans le premier temps de la vie, l'attachement est inévitable, il est primaire ; il se caractérise par son côté inconditionnel et impératif. Mais avec l'avènement de l'Œdipe, il devient conditionnel puisqu'il concerne cette fois-ci des objets qui servent de substitut à la mère. A ce stade, un objet peut être remplacé par un autre, et le travail de deuil est possible. Mais avec la vieillesse, cette notion d'attachement est sujette à des controverses.

D'ailleurs Bianchi (Ibid.) s'avance en disant qu'il peut perdre son sens car l'attachement pendant la vieillesse procèderait du Moi post-œdipien (donc de la réalité) qui s'attacherait à des objets périssables. A l'extrême, différentes voies se proposent alors au Moi pour retrouver un sens à l'attachement ; soit il arrive à faire le deuil de l'objet « vie », soit il trouve un attachement qui n'aurait pas de fin ou enfin il peut s'opérer un phénomène de retour à l'attachement primaire avec idéalisation.

Péruchon (1994)[26] tout en insistant sur la succession des pertes en tous genres lors de la vieillesse, pertes d'êtres chers ainsi que celles des objets d'investissement, introduit la notion de la perte de la libido. Pour bien vieillir, la personne âgée va devoir effectuer un véritable travail de deuil et de renoncement aux pertes subies. Nous pouvons distinguer trois pertes essentielles, la perte d'objet, la perte des fonctions et la perte de soi :

- la perte d'objet : Elle correspond à la perte des proches, perte affective, de mémoire commune ou même à des coupures relationnelles. Que ce soit pour le sujet vieillissant ou non, la perte d'objet, en l'occurrence la perte d'un proche est ressentie différemment selon chaque individu et selon le degré d'attachement à la personne perdue. Pour la personne âgée, la perte d'objet est d'autant plus importante dans la mesure où elle

---

[25] BIANCHI, H. (1983)., « Remarques sur la réactivation de la problématique œdipienne à la fin de la vie », *Dialogue*, 79, pp.27-32.
[26] PERUCHON, M. (1994)., Le déclin de la vie psychique, in *Psychanalyse de la démence sénile*, Paris, Dunod.

se voit confrontée à sa propre fatalité. L'échéance de sa propre mort se rapprochant, celle-ci suscite une forte angoisse qui est vécue plus ou moins bien selon la personnalité de chacun. Le vécu de cette perte est une mise en tension de l'inconscient qui arrive à la conscience sous la forme imprévisible d'une étape à vivre.

Perdre son conjoint, c'est aussi perdre une partie de soi-même. Après trente ou quarante années de vie commune, des habitudes de vie se sont installées et un jeu d'identifications s'est formé. C'est comme une partie corporelle, une partie de soi qui est touchée provoquant ainsi une atteinte qui retentit sur l'économie psychique de la personne.

A la différence de Freud, Klein pense que les relations d'objets ne s'établissent pas dans une histoire en fonction des objets réels mais qu'il s'agit d'objets fantasmatiques. Dès sa naissance l'enfant connaît un conflit pulsionnel dû à la pulsion de vie et à la pulsion de mort. Pour Klein, le Moi est archaïque. Elle distingue deux phases dans la relation objectale :

- la position schizoparanoïde : l'objet est divisé en deux ; une partie qui est bonne donc introjectée et une mauvaise partie projetée vers l'extérieur. Au départ l'objet c'est la mère et plus précisément le sein. L'enfant possède une image de la mère clivée. Cette position se transforme ensuite en position dépressive.

- la position dépressive se traduit par le fait que l'enfant prend conscience de l'unicité de l'objet (la mère) clivé par lui et de la réalité, et aussi de l'ambivalence de l'objet.

Cette précision nous amène à dire que le deuil qui découle d'une perte peut rapidement se transformer chez la personne âgée en deuil pathologique car cette dernière ne retrouve pas l'étayage suffisant pour traverser cette expérience. De ce fait, elle se replie sur elle-même et refuse de se projeter, restant comme « bloquée » sur le passé. De plus, la perte d'objet du sujet vieillissant le renvoie au fantasme d'éternité. Ce dernier consiste à penser que la mort ne nous menace pas vraiment. Ce fantasme est alimenté par la conviction narcissique du Moi en son immortalité.

- la perte des fonctions : Cette perte correspond en partie au corps, c'est-à-dire à la perte d'autonomie. Le corps s'atrophie et devient de plus en plus défaillant, tout en se faisant moins séduisant. Elle peut toucher aussi les fonctions cognitives, la vue ou diverses parties du corps, le corps n'est plus assez tonique comme par avant. Cette perte va ainsi réactiver l'angoisse de castration. Pourtant, même si la perte existe, elle n'est ni signifiée ni vécue de la même façon. Si en Occident elle traduit une défaillance, ailleurs dans les sociétés traditionnelles, elle peut être gratifiante pour la personne, car elle pourra être considérée comme la marque des expériences accumulées au cours des années.

- la perte de Soi ou le deuil du Moi : d'un point de vue métapsychologique, le vieillissement est un processus de mise en tension du Moi d'avec le Ça ; parce que le Moi sait qu'il va mourir face au Ça qui l'ignore. Autrement dit, la perte de Soi ou le deuil du Moi correspond sur le plan psychique à une interrogation perpétuelle de la problématique de la mort. Cette réalité nécessite un deuil du Moi qui se décline en termes de détachement et de réinvestissement de l'image du corps. Chez la personne âgée, cela consiste à accepter de vieillir et à accepter la transformation de son corps, vu que celle-ci est confrontée à un corps différent donc à un Moi différent.

Pour revenir à cette notion de perte, il est opportun de préciser qu'elle va aussi de pair avec cette perte d'énergie sexuelle voire une absence de désir sexuel, une perte de l'intérêt sexuel. Cette perte est souvent modulée en fonction de certaines situations. Par exemple, lors du veuvage ou d'un divorce ou d'un célibat volontaire ou non. Il y aurait dans ce cas, comme le souligne Felstein (1970), « inhibition de toute expression orale ou écrite des désirs et besoins sexuels des personnes âgées »[27]. A cela, on peut ajouter le fait que de nombreux aînés d'aujourd'hui ont grandi à une époque de répression sexuelle et ont intériorisé des attitudes négatives et des idées plus ou moins erronées sur la sexualité. La croyance selon laquelle la pratique de la sexualité hors de l'idée de la procréation est un péché reste

---

[27] FELSTEIN, I. (1970)., *La sexualité du troisième âge*. Paris, Robert Laffont.

encore d'actualité dans la tradition judéo-chrétienne. Il y a également des préjugés du genre : l'activité sexuelle chez les personnes âgées est immorale ; le désir et la capacité sexuelle diminuent avec l'âge ; l'impuissance est une conséquence normale du vieillissement et le sexe est seulement l'apanage des jeunes. Ces préjugés sont bien sous-tendus par les croyances et les représentations en vogue dans toute société, mais en même temps diffèrent d'une société à une autre. Dans le monde occidental, si la retraite signe d'emblée l'entrée dans un processus pointé comme dégénératif, et rend compte, à certains égards, du phénomène de l'exclusion sociale, dans les sociétés holistes, le vieillissement serait plutôt l'âge de la consécration et celui de la sagesse. C'est la consécration de l'ancêtre en devenir, médiateur entre le monde des vivants et des morts (Moukouta, 2004). Or parler du vieillissement sous-entend aussi assigner une identité à l'individu que l'on désigne comme faisant partie du troisième âge. C'est à cette notion d'identité que nous nous attèlerons à présent pour en dégager les contours.

L'identité

Camilleri et Cohen (1989) font remarquer que : « si l'on interrogeait n'importe qui sur son identité, il serait sans doute tenté de répondre : "c'est ce qui est en moi" »[28]. Mais, c'est précisément ce Moi qui fait question. En tant que notion carrefour, l'identité fait l'objet de plusieurs traitements scientifiques dans le champ des différentes approches des sciences sociales et humaines. Diffusée massivement dans les années 60 aux États Unis, cette notion est le reflet d'un contexte particulier, la montée en puissance des minorités mais également l'émergence de la modernité qui postule l'affirmation de l'individu. Dans la communauté sociologique, la théorie sur le groupe de référence va permettre la propension de ce terme d'identité en y intégrant celui du Soi. Ce terme prévaut également chez les interactionnistes dont Erving

---

[28] CAMILLERI, C., COHEN-EMERIQUE, M. (1989). *Chocs de culture. Théories et enjeux pratiques de l'interculturel*. Paris : Ed. L'Harmattan, 311p.

Goffman est l'un des précurseurs. Il publia en 1963, *Notes on the management of spoiled identity*. Cette même année, Berger mit en évidence la théorie des rôles et du groupe de référence et développa l'approche phénoménologique afin d'accréditer davantage cette notion d'identité. Selon Grawitz (1994), lorsqu'on parle d'identité, il ne s'agit pas d'une identité stable ni unique, mais plutôt de l'ensemble des stratégies que l'individu et les groupes mettent en place selon leurs désirs, leurs intérêts et leurs contraintes dans la situation où ils se trouvent. Par ailleurs, certaines étapes de la vie induisent invariablement des évolutions identitaires, plus ou moins fortes, plus ou moins difficiles, positives ou négatives. Devenir parent ou grand-parent, changer de profession ou de conjoint, partir en retraite, émigrer, tous les changements importants de statut personnel ou de statut social appellent des réaménagements identitaires. En d'autres termes, l'identité est un processus ; elle est constituée par tout un ensemble de référents matériels, sociaux et subjectifs qui définissent une personne ou un groupe en évolution. En psychologie, cette notion a connu une audience remarquable grâce aux travaux d'Erik Homburger ERIKSON publiés dans l'ouvrage *Enfance et Société* en 1950, réédité en 1960, où il tente de dépasser la théorie freudienne en mettant davantage l'accent sur le rôle des interactions sociales dans la construction de la personnalité. Mais en dépit des diverses occurrences, plusieurs auteurs admettent que l'identité personnelle résulte d'une construction progressive dont les fondements se situent dans les toutes premières années de la vie. Elle est aussi le fruit d'un double mécanisme d'assimilation et de différenciation, d'identification aux autres et de distinction par rapport à eux. Dans ce double jeu, le corps constitue la colonne vertébrale du sentiment d'identité. En effet, au fil du développement l'enfant prend conscience de son corps et de ses limites. Cela passe également par des activités ludiques où il explore son espace, distingue ce qui est interne à lui, de ce qui est externe. Cette découverte de Soi participe ainsi à la construction d'une identité sexuelle grâce au jeu des identifications qui se nouent pendant la période du complexe d'Œdipe. La notion du complexe d'Œdipe (nous y reviendrons) est évoquée ici pour montrer que l'identité se construit par l'entremise du rapport avec autrui et par l'intégration par l'enfant des modèles sociaux ; en même temps qu'elle procède d'une sorte de négociation dynamique entre les différentes instances psychiques, tel que Freud les a décrites dans sa deuxième topique : *le Ça, le Moi et le Surmoi*. Dans cette perspective, Winnicott (1974)[29] souligne que l'identité prend source d'abord dans la complicité affective entre la mère et l'enfant. Cette première étape est désignée sous le terme de dépendance absolue. Puis progressivement, l'enfant va avoir une conscience de lui-même. Celle-ci est rendue possible, grâce à l'introduction d'un tiers qui est le père symbolique (celui qui incarne la loi). Cette phase conduit à l'autonomie et à la socialisation. Pour Mélanie Klein, il s'agit de passer de la position dite schizo-paranoïde à la position dépressive. Ainsi le complexe d'Œdipe participe à la construction de l'identité. Son échec rend compte à la fois des conflits entre les différentes instances psychiques et des entités psychopathologiques qui peuvent en découler. Par exemple, seront considérés comme psychoses les troubles psychiques témoignant d'un envahissement permanent du Moi par le Ça. A ce titre, les troubles psychotiques ne sont, d'un point de vue psychodynamique, que la conséquence d'une fixation à un stade de relation préobjectale où le nourrisson est en totale fusion avec la mère, où le sujet et l'objet se confondent ainsi que le dedans et le dehors, où les échanges ne sont pas perçus en termes de rapport avec autrui, mais comme une expansion narcissique. L'idéal pour un sujet dit normal consiste à dépasser cette relation de dépendance à la mère, et d'évoluer vers la reconnaissance d'une séparation sujet-objet et d'un Moi autonome pour aboutir à une relation objectale. Le psychotique n'aboutit pas à ce processus de maturation de séparation-individuation faute d'avoir pas introduit dans cette relation dyade une tierce personne pouvant introduire la loi et pouvant générer pour le garçon une angoisse de castration. Autrement dit le psychotique n'accède guère au complexe d'Œdipe et reste tributaire de la relation anaclitique avec la mère. En revanche, si les frontières et les éléments de protection du Moi existent mais

---

[29] Winnicott, D.W. (1974)., L'état de dépendance dans le cadre des soins maternels et infantiles et dans la situation analytique, In *Processus de maturation chez l'enfant,* Paris, Payot (Œuvre originale, 1963).

de façon insuffisante, et se retrouvent en permanence menacés, les structures prévalentes seront de type névrotique. La névrose, dans cette perspective n'est autre que la conséquence d'un conflit entre les demandes divergentes du principe de plaisir incarnées par le Ça et le principe de réalité dont le Surmoi serait le représentant. Il s'agit là des avatars du développement liés à une mauvaise structuration du Moi. Celui-ci n'est pas capable d'exercer son rôle d'ajustement et d'arbitre entre les exigences pulsionnelles (le Ça) et les exigences sociales (le Surmoi). Ce conflit va générer de l'angoisse, qui, elle-même, est la toile de fond de toutes les névroses. Dès lors, le Moi qui a une fonction de contrôle, doit malgré tout adapter le sujet à la réalité et utiliser des mécanismes défensifs pour réguler les tensions de l'appareil psychique. Le refoulement, en est un des mécanismes de défense qui repousse et maintient dans l'inconscient les représentations mentales liées à des pulsions à charge affective pénible. Mais ce qui est refoulé trouvera ensuite des issues déguisées pour resurgir à travers les rêves, les fantasmes, les lapsus, etc., c'est le retour du refoulé. Ce dernier se révèle aussi par l'apparition de l'angoisse qui forcément, signe l'impuissance du refoulement. Par contre, cette angoisse peut être soit déplacée et fixée sur des objets, des lieux ou des situations à significations symboliques (névroses phobiques), soit convertie et déplacée dans le corps en symptôme somatique (névrose hystérique) ou alors isolée et dérivée sur des contenus psychiques (névrose obsessionnelle). Enfin, les pathologies du narcissisme concerneront les troubles dans lesquels le sujet témoigne de difficultés liées à la constitution même de son Moi.

Ce détour (concernant la place du complexe d'Œdipe dans la construction de l'identité) nous aide à montrer que l'identité est un processus dynamique qui est questionné voire ré-questionné au fur et à mesure que l'âge avance. Cette identité apparaît toujours incertaine et instable. Cependant, dans les premiers temps de la vieillesse et parfois pendant longtemps, il n'y a pas forcément de crise de l'identité au point que certains auteurs parlent d'une nouvelle période de latence. La crise d'identité se révèle lorsque le passé commence à être idéalisé supplantant ainsi le présent et l'avenir. Il en est de même quand les relations avec les autres en prennent un coup ; avec comme conséquence un repli sur soi. Tout ceci montre à l'évidence qu'au cours de la vieillesse non seulement le sujet se construit une autre image de son corps, mais en même temps, l'amour qu'il lui porte s'en trouve affecté.

Le narcissisme

Le narcissisme désigne l'amour que tout sujet porte à lui-même. Pour Le Gouès (1991)[30], ce terme peut être considéré, chez le sujet âgé comme le meilleur gardien de la vie au moment où s'engage et se poursuit l'aventure de la seconde moitié de l'existence. A cela, il faut intégrer une autre réalité, celle du retour d'un surinvestissement de l'objet d'amour. À chaque relation affective correspond d'après l'auteur à des infinies marques d'attachement. Ces marques sont indispensables à la constitution « d'aliments » essentiels au métabolisme du narcissisme sain. Quand on parle du narcissisme sain, on ne doit pas occulter l'économie sexuelle et le mécanisme sublimatoire qui participent à sa constitution au cours du vieillissement. Sur le plan de l'économie sexuelle, l'orgasme serait le meilleur reconstituant du sentiment d'exister, "je jouis donc j'existe, parce que je jouis d'une certaine jouissance permettant ainsi de compenser un certain déficit corporel".

Pour ce qui est de la sublimation, au cours du vieillissement, la création est une manière de relancer la toute puissance narcissique comme source de gaieté. De sorte que « créer, même au niveau du grand âge, c'est toujours recréer » (Le Gouès, ibid.). La faille de ces différents éléments, sublimation, économie sexuelle fait que le Moi puisse souffrir d'un déficit de l'estime de soi et cela, quelle que soit la durée de cette faille. Faut-il ajouter que le narcissisme sain est alimenté par des interactions qui peuvent devenir négatives au cours du vieillissement. Celles-ci concernent au premier chef l'alliance entre le Moi et l'idéal du Moi, et en second lieu la relation du Moi à autrui. Souvent certaines personnes âgées affirment ne

---

[30] LE GOUES, G. (1991)., *Le Psychanalyste et le Vieillard,* Paris, PUF.

plus être les mêmes, ce qui sous-entend qu'elles ne se reconnaissent pas dans le Moi actuel. Il y aurait ainsi à relever dans ce cas, une dysharmonie entre l'idéal du Moi et le Moi actuel qui se juge moins aimant, moins séduisant et moins performant du fait de l'enveloppe corporelle qui donne une image de soi pétrifiée par les modèles sociaux perdant tous les attraits de la jeunesse. Le vécu douloureux de cette réalité conduit le plus souvent à des troubles dépressifs. De ce fait, la personne souffre péniblement de « l'image actuelle » de son corps au point que le Moi se retire de lui-même. Progressivement, il se replie et abandonne toute relation objectale.

Image du corps, image de soi : « le miroir brisé »

De façon triviale, l'image du corps est la manière dont nous nous représentons le corps. Cette représentation se construit à partir de toutes les expériences sensorielles et psychiques. Elle est constamment intégrée dans le système nerveux central. La vision directe que lui renvoie le miroir, l'image d'autrui et l'ensemble des sensations internes dites kinesthésiques, sont des mécanismes concourant à la prise de conscience du corps de manière progressive.

Avant d'évoluer dans notre réflexion, il serait utile d'expliquer brièvement le « stade du miroir » décrit par J. Lacan. En effet, l'enfant vient au monde dépourvu de la maîtrise de son corps, il est sous la dépendance parentale. Le « stade du miroir » est alors ce moment crucial de l'enfance et de la structuration du sujet, où l'enfant se découvre avec « jubilation » comme un individu singulier, sur le modèle de l'image d'un Autre (entre six et dix-huit mois). Cet autre lui signifie qu'il est aimable ; « C'est une image idéale de lui-même qui va se confondre avec l'image du semblable et constituer le moi idéal. » (Messy, 2002). C'est à partir du Moi idéal que le Moi se constitue par un jeu d'identification à l'autre. Cependant, lors de la pleine maturité, l'image idéale de soi se brise : Alors que l'enfant jubile en anticipant son unité corporelle et la maîtrise de sa motricité, première pierre angulaire du narcissisme secondaire, l'adulte s'afflige, au cours de son avancée en âge, en anticipant un corps morcelé, éclaté, un corps pour la mort. Les petites pertes mises sur le compte du vieillissement, comme les petits bouts de corps en moins, les possibilités corporelles sensitives et motrices amoindries, prennent ici tout leur sens. Ces dégradations viennent réactiver l'image ainsi entrevue, qui n'est plus celle d'un Moi idéal, mais celle d'un Moi ″hideur″ révélé par la chute de l'idéal.

Par ailleurs, cette perception anticipée du morcellement à venir fait resurgir le fantasme du corps morcelé, cause d'angoisse, vécu rétrospectivement par l'enfant. Ce temps du miroir brisé s'inscrit comme repère de la pleine maturité, engendrant une crise d'une autre nature, différente des crises connues lors des phases antérieures de développement. Celle-ci se situe vers la soixantaine. Pendant cette période, l'échec des relations sexuelles confirme crûment tout le négatif que l'intéressé aurait pu tenter de minimiser ou de masquer. Les traces de l'âge plus ou moins supportables prennent alors un relief et un éclat insupportables. Tout se passe comme si la personne âgée était confrontée brutalement et violemment à la réalité d'un corps abîmé. Le cas ci-dessous de Madame D illustre bien cette réalité.

Madame D est âgée de 78 ans, elle est retraitée. Cela fait 18 ans qu'elle a perdu son mari mais la patiente n'arrive pas à évoquer les circonstances de ce décès. Madame D est admise pour la troisième fois dans le service de Psychogériatrie pour les mêmes motifs : tentative de suicide par intoxication médicamenteuse dans un contexte de dépression dite sévère. Quelques mois après son hospitalisation, Madame D apprend le décès par noyade de son unique fils. Son discours était teinté de douleur morale, d'une anhédonie ; Madame D restait fixée sur l'idée d'aller rejoindre son fils. Un travail de soutien autour du deuil fut donc instauré ; celui-ci était relié par une démarche d'accompagnement au cimetière. Une messe fut également célébrée par l'aumônier de l'hôpital en mémoire du fils disparu.

Les jours qui ont suivi, Madame D a à maintes reprises sollicité sa sortie car elle ne supportait pas l'idée de se retrouver avec des personnes moins âgées qu'elle ou des personnes avec qui la communication était difficile.

La patiente refusait également de partager sa chambre, de prendre sa douche avec les autres ou de se soumettre au règlement du service, trop contraignant pour elle : « j'ai besoin de mon intérieur » disait-elle pour justifier sa sortie.

Madame D s'opposait par ailleurs à tout projet d'orientation en maison de retraite. Ce refus pourrait s'expliquer par le fait que pour cette patiente, accepter l'idée d'aller en maison de retraite reviendrait à se reconnaître comme une personne âgée en situation de dépendance et de perte d'autonomie. Réalité fantasmatique contre laquelle Madame D devait absolument lutter dans la mesure où celle-ci touche directement à l'image qu'elle se fait d'elle-même. Une image idéalisée à travers l'attention que la patiente a à son égard. A certains moments, les plaintes exprimées s'apparentaient à des manifestations plus ou moins hystérisées. De même, l'existence d'un Moi très fort observé chez Madame D serait renforcé par le besoin chez elle de contrôler les choses, de faire attention à l'hygiène de son corps et à son apparence. Un suivi psychologique lui a été proposé autour de la problématique de deuil et de l'image du corps. Pourrait-on aussi évoquer d'autres mécanismes psychologiques qui interviennent au cours du vieillissement tels : le mimétisme, la régression ainsi que les bénéfices secondaires liés à une longue hospitalisation.

Le mimétisme

Une longue hospitalisation peut amener le patient âgé à avoir des comportements nouveaux qu'il a eu l'occasion d'observer chez les autres patients. Comportements qu'il peut apprendre ou adopter pour des raisons diverses. Dans ce cas, on parle de mimétisme. Doron et Parot (1991) font remarquer que cette notion regroupe toutes les formes d'imitation où le copieur se confond par camouflage. Elle est généralement associée au monde animal. Par exemple, pour se protéger ou guetter une proie, les mantes religieuses miment des brindilles. Notre pratique clinique nous a amené à observer ce phénomène auprès des patients âgés, notamment ceux dont la durée d'hospitalisation fut longue. En effet, certains malades s'approprient les symptômes des autres en vue d'attirer l'attention du personnel, et de bénéficier ainsi de leur part, de soins au même titre que les patients dont l'état pathologique nécessiterait une surveillance accrue. Par exemple, un patient autonome va imiter un autre patient qui est en perte d'autonomie pour lequel l'aide à la toilette a été jugée nécessaire. Constatant ainsi que son voisin bénéficie d'une aide permanente de la part des soignants, il va imiter son symptôme pour qu'il puisse profiter lui aussi, des mêmes privilèges.

C'est entre autres, le cas de Madame L qui est une patiente de 78 ans hospitalisée pour tentative de suicide par défenestration et pour des troubles du comportement traduisant un début de démence qui fut diagnostiqué depuis environ 6 mois. Au cours de son hospitalisation, L restait souvent repliée sur elle-même. Elle n'avait aucun contact avec les autres patients. Elle s'alimentait peu ; la moindre sollicitation l'irritait ; son discours était pauvre et était accompagné de sentiments de tristesse.

Deux semaines se sont écoulées avant que l'on constate une nette amélioration de son état de santé. En effet, Madame L avait tout doucement commencé à participer aux activités proposées par l'ergothérapeute (par exemple aider à mettre les couverts pendant les heures de repas).

Seulement son engouement pour les activités ne durera pas longtemps car du jour au lendemain, Madame L avait commencé à s'approprier les symptômes d'une autre patiente du service. Notamment ceux d'une patiente qui avait des difficultés à marcher et qui ne pouvait réaliser aucune tâche sans l'aide permanente des infirmiers. C'est donc en imitant cette dame que Madame L simulait une perte d'autonomie. Elle se plaignait de ne plus être capable de prendre sa douche seule ni de marcher, et sollicitait régulièrement l'aide du personnel.

La régression

Doron et Parot (1991) [31] considèrent la régression comme un recul, un retour en arrière. Elle s'oppose à la progression. En psychanalyse, ce terme désigne un mécanisme de défense qui est utilisé pour l'interprétation d'une grande variété de symptômes. Pour Laplanche et Pontalis (1967)[32], la régression dans le processus psychique, comporte un sens de parcours ou de développement. En fait, par régression, ils entendent un retour en arrière à partir d'un âge déjà atteint.

Sur le plan topique, Freud (1920)[33] définit la régression selon un cheminement successif de systèmes psychiques que l'excitation parcourt normalement selon un axe précis. Dans le rêve, elle correspond au passage du conscient au préconscient.

---

[31] DORON, R & PAROT, F. (1991)., *Dictionnaire de psychologie*. Paris, PUF.
[32] LAPLANCHE, J., PONTALIS, J-B. (1967)., *Vocabulaire de la psychanalyse*, Paris, PUF, 1984.

[33] FREUD, S. (1920)., Au-delà du principe de plaisir, in *Essais de psychanalyse,* Paris, Payot, 1968.

Dans son sens temporel, la régression suppose une succession génétique et désigne le retour du sujet à des étapes dépassées de son développement (stades libidinaux, relation à l'objet…).

Sur le plan formel, la régression désigne le passage à des modes d'expression et de comportement d'un niveau inférieur du point de vue de la complexité, de la structure et de la différentiation. En bref, la régression est conçue comme un retour à des formes antérieures du développement de la pensée, des relations d'objet et de la structuration du comportement. Concernant les personnes âgées, Le Gouès (2000) [34] fait remarquer que le Moi touché par le processus démentiel connaît une régression topique. C'est une désorganisation où le Moi est privé des représentations de mots. Il ajoute également que la pensée commence par régresser à un fonctionnement comparable à celui du rêve, en fait c'est la pensée figurative qui prend de plus en plus le pas sur la mémoire. En effet, le dément a toujours besoin de s'appuyer sur la perception des objets réels pour retrouver en dehors les objets internes et les représentations inaccessibles à sa pensée. Il y a également bien d'autres formes de régressions comme celles que proposent Vignat et Ploton (1985)[35] : la régression sociale où il y a une diminution des relations sociales. Mais ici nous devons nous en tenir à la régression engendrée par une longue hospitalisation.

Madame K est une patiente anxiodépressive de 69 ans qui était devenue incontinente alors qu'elle n'avait aucun problème physiologique, ni de démence qui pouvait expliquer cet état de faits. C'était tout simplement pour dire : « occupez-vous de moi comme vous vous occupez des autres ».

---

[34] LE GOUES, G. (2000)., *L'âge et le principe de plaisir,* Paris, Dunod.
[35] Vignat, J-P. (1985), « Evénements, circonstances et décompensations psychopathologiques chez la personne âgée », *Psychologie médicale*, Vol 17.

On pourrait aussi parler de Monsieur R, 69 ans hospitalisé parce qu'il se mettait en danger chez lui. Il présentait également un comportement de type obsessionnel concernant la prise de ses médicaments (le traitement devait être impérativement pris à vingt heures et à six heures précises). Le patient ne souffrait pas de problème d'incontinence. Un jour, ne supportant plus son hospitalisation, Monsieur R réclama de manière récurrente sa sortie auprès de l'équipe soignante. Pensant que sa demande n'avait pas reçu un écho favorable, Monsieur R adopta très vite une attitude régressive qui se traduisit par la non maîtrise de ses sphincters, la perte des convenances sociales ainsi que par des conduites d'exhibition. Cette attitude régressive semble traduire une forme de revendication affective, une demande d'attention du sujet vis-à-vis de l'équipe soignante. Toutefois, quand le sujet a reçu la visite de ses enfants et que ces derniers lui ont renouvelé leur attention, le patient s'est senti revalorisé, exister.

A la suite de cela, Monsieur R accepta de se faire soigner. Comme il pensait au début ne plus être important, ne plus exister aux yeux de ses enfants, c'est à travers le symptôme qu'il s'est senti exister pour les autres (en l'occurrence pour les soignants). « Pourquoi guérir dans ce cas-là puisque le statut de malade me confère une certaine valeur ; il me permet de tirer certains bénéfices secondaires ». Ces conduites régressives adoptées par Monsieur R peuvent d'une manière herméneutique être comparées à celles de Mme K évoquées précédemment. Madame K tout comme Monsieur R semblent exister à travers leurs symptômes. A partir de ce moyen d'existence se cache aussi une véritable demande affective. Enfin, ces attitudes régressives semblent leur apporter des bénéfices secondaires.

Les bénéfices secondaires

> Madame A est une patiente de 80 ans qui vit seule à son domicile. Elle a perdu son fils et sa fille. Elle est hospitalisée pour névrose hystérique dans un contexte de démence débutante. Chaque fois à la date anniversaire de la mort d'un de ses proches, l'équipe soignante remarquait chez elle un changement de comportement. Ce changement était caractérisé par les symptômes suivants : elle se jetait par terre, criait, pleurait... Ces attitudes régressives et comportement d'auto agressivité ont amené l'équipe à prendre la décision de la placer sous contention dans un fauteuil. Mais au-delà de leurs expressions symptomatologiques, les comportements de Madame A peuvent s'entendre comme une quête, une demande affective qui passe aussi par le maintien du symptôme dans la mesure où celui-ci constitue un gain supplémentaire grâce auquel elle semble exister.

Doron et Parot (1991) [36] considèrent les bénéfices secondaires comme une formation de symptômes qui permet au sujet de tirer profit des tensions engendrées par une situation conflictuelle conformément au principe de plaisir. Cette thèse est proche de celle de Freud évoquée en 1926. Il considère les bénéfices secondaires comme le moyen par lequel le Moi essaie de tirer partie d'une maladie installée. Survenant dans l'après coup, le patient tire profit de sa situation de malade en vue d'une satisfaction narcissique.

Le syndrome anxiodépressif observé chez le patient de 69 ans évoqué précédemment, syndrome à travers lequel ce dernier tirait un certain bénéfice secondaire peut s'expliquer, en quelque sorte, par la résistance à la cure qui tient en échec le désir conscient de guérir. Le sentiment d'abandon engendré par

---

[36] DORON, R & PAROT, F. (1991)., *Dictionnaire de psychologie*. Paris, PUF.

l'absence de son entourage familial, semble être comblé par l'attention que lui porte l'équipe soignante (écoute empathique, participation aux activités du service.).

Il y a beaucoup d'autres exemples de cas de patients. Par exemple être reconnu comme malade par l'entourage, être materné... les enfants viennent souvent, ils apportent des fleurs...on se laisse habiller, laver par le personnel soignant, on demande au personnel de nous servir à boire... En gros, « je suis malade, donc on s'occupe de moi. »

Même si le symptôme à un sens inconscient, il peut être une source de plaisir et un refuge pour le patient. Roustang (1987) souligne que *les symptômes sont là forgés savamment, pour préserver un quelque chose auquel le patient est attaché, accroché, collé, et qu'il ne veut pas lâcher. Tout se passe comme si la souffrance liée aux symptômes était son bien le plus précieux, comme si en la perdant, il avait renoncé à son identité, comme si finalement sa souffrance, sa façon propre de souffrir, était sa forme d'existence singulière, sa seule richesse.*[37]

Face à cette réalité, quelle réponse donner ?

Le symptôme étant à la fois une manifestation de l'inconscient et une formation de compromis, supprimer celui-ci équivaudrait parfois à vouloir mettre à mal l'identité du sujet. Il serait donc opportun dans toute investigation clinique de savoir quelle est la fonction que joue le symptôme pour tel ou tel patient.

---

[37] Roustang, F. (1987)., « Dans certains cas » In *Études Freudiennes,* Paris, N°30, pp.39-48.

Réactivation du complexe d'Œdipe et de Castration

La vieillesse entraîne une réactualisation du complexe d'Œdipe et du complexe de castration. Le complexe d'Œdipe, comme nous l'avons esquissé précédemment joue un rôle fondamental dans le développement de l'enfant dans le sens où il permet à celui-ci d'accéder à une identité sexuelle. Il s'effectue entre 3 et 5 ans et est considéré par Laplanche et Pontalis (1967) comme « un ensemble organisé de désirs amoureux et hostiles que l'enfant éprouve à l'égard de ses parents »[38]. Il existe une forme positive et une forme négative du complexe d'Œdipe : dans la version positive, l'enfant ressent des sentiments amoureux pour son parent du sexe opposé et des sentiments hostiles pour le parent du même sexe.

Dans la version négative, les choses se déroulent de façon contraire, sentiments amoureux vis-à-vis du parent de même sexe, et hostilité à l'égard du parent de sexe différent. La résolution du complexe d'Œdipe n'a lieu que si l'enfant renonce à son projet d'aimer le parent de sexe contraire, renonce à tuer le parent de même sexe et en même temps qu'il doit s'identifier à lui. Ce renoncement ne peut intervenir que suite à une angoisse de perdre son « fait pipi » terme que Freud a utilisé pour évoquer la phobie du petit Hans. Pour Herfray (2001)[39], la résolution du conflit œdipien a des conséquences sur la façon dont le sujet va réagir à l'amour et à la haine, aux capacités d'attachement et de séparation, donc aux sentiments ambivalents. Cette réalité s'illustre bien au cours de la vieillesse. Tout d'abord avec les limites et les pertes qu'elle entraîne, la vieillesse réactive le sentiment d'impuissance ressenti pendant l'Œdipe. Le sujet est donc confronté à nouveau au complexe d'Œdipe par le biais de la peur d'abandon, de la séparation physique et géographique qui intervient dans la vie du sujet âgé. A ce titre, avec la vieillesse, la position de puissance passe du parent à l'enfant, le parent se met en position de dépendance par

---

[38] LAPLANCHE, J., PONTALIS, J-B. (1967)., *Vocabulaire de la psychanalyse*, Paris, PUF, 1984.
[39] HERFRAY, C. (2001)., *La vieillesse en analyse*. Paris, Dunod.

rapport à ses enfants, alors qu'autrefois c'était l'inverse. Cette nouvelle posture que le parent adopte à l'égard de son enfant a été qualifiée en 1955 par Grotjahn [40] de complexe d'Œdipe inversé. Dans cette configuration, ce n'est plus l'enfant qui craint le parent, mais plutôt ce dernier qui doit faire face à son enfant, et qui doit gérer ses sentiments face à la puissance de ce dernier. Toutefois nous rejoignons Charazac (1998) quand il avance que ce n'est pas seulement la notion de l'inversion des rôles parents/enfants qui est à l'origine de ce concept. Cette réalité est aussi due au fantasme de renversement des générations, où l'enfant pense prendre la place des parents de ses parents. Ce fantasme permet de satisfaire l'amour mais aussi la haine de l'enfant envers le parent. Il s'agit là d'un mécanisme transgénérationnel qui, au cours du vieillissement, peut être inconsciemment vécu comme l'accomplissement ou l'échec du conflit œdipien. En effet, le père attendra d'une part, l'amour qu'il a donné autrefois à son fils, quand celui-ci était enfant, et d'autre part il ressentira à nouveau à travers son fils la menace de castration des parents, qu'il a jadis ressentie dans la petite enfance. Le fils, quant à lui, dans le fantasme de devenir le père de son père, active inconsciemment le désir de réaliser l'interdit œdipien, c'est-à-dire de prendre la place du père auprès de sa mère. Autrement dit, dans l'inconscient de l'enfant se rejoue la position œdipienne. Lorsque le parent vieillit, il est envahi par l'idée inconsciente que cet état est la conséquence de l'hostilité, du désir de mort qu'il peut avoir envers son parent. Ce dernier sera donc submergé par des sentiments ambivalents, où se projettent des désirs inacceptables dans la réalité. Tantôt, il est considéré comme un objet d'amour, tantôt comme un mauvais objet, un rival à éliminer. Comme chez l'enfant, le sujet âgé doit renoncer à son projet avec la conviction inconsciente de pouvoir le réaliser plus tard avec quelqu'un d'autre. C'est ce renoncement qui permettra ainsi de mettre un terme à la réactivation du conflit œdipien. Par contre, plus les blessures narcissiques du Moi sont importantes, plus le renoncement à l'Œdipe sera difficile ; les investissements narcissiques et objectaux du sujet âgé pourront se porter sur les enfants.

---

[40] GROTJAHN, M. (1955), « Psychothérapie analytique des gens âgés », trad. V. SMIRNOFF, *In La psychanalyse*, 1956, 2, pp.243-255.

Pour ce qui est de la réactivation du complexe de castration, il faut noter que compte tenu de l'accumulation des pertes, il se réactualise chez le sujet âgé l'angoisse de castration ; une réalité inconsciente qui fut théorisée par Freud.

Deux facteurs sont mis en jeu dans le complexe de castration : d'une part, il y a la prise de conscience des enfants de la différence anatomique entre les hommes et les femmes. Dans la représentation des enfants, tout le monde a un pénis, donc cette différence est expliquée par le fait que le pénis arrive plus tard chez les filles. D'autre part, il y a la menace de la castration ; souvent proférée par la femme, à l'inverse de la menace de l'exécution qui revient à l'homme. Ces deux facteurs conjugués déclenchent donc le complexe de castration. Cela va permettre chez le garçon de dépasser le complexe d'Œdipe. La menace de castration va le faire alors renoncer au désir ressenti pour sa mère. Chez la petite fille, l'angoisse de castration a un rôle différent ; pour elle, la castration a déjà eu lieu, contrairement au garçon qui redoute cet acte. Celle-ci est donc ressentie par la petite fille comme un préjudice. L'angoisse de castration provoque donc l'entrée dans l'Œdipe pour la fille. Elle va désirer le père et vouloir, en remplacement du pénis, recevoir un enfant de lui. Peu à peu, la petite fille ne recevant pas ce qu'elle veut du père, choisit l'objet maternel, ce qui met fin au complexe d'Œdipe.

Le complexe de castration lui, a un rôle organisateur et normalisant qui évolue alors, selon Freud, vers une angoisse qui devient plus morale et sociale, à travers la formation du Surmoi. Le Surmoi, nous devons le repréciser, représente l'autorité parentale. Freud considère la punition du Surmoi comme une forme dérivée de la punition de castration. Aussi, cette angoisse de castration, elle-même, émanant du Surmoi correspond à l'angoisse de mort. Partant de là, non pas une seule partie du corps doit être sacrifiée, mais le corps entier. Ce qui permet d'en déduire, en paraphrasant Freud, que le danger de la perte de l'objet rime avec la dépendance des premières années de l'enfance, le danger de castration avec l'angoisse de castration, laquelle survivrait à travers l'autorité surmoïque. L'angoisse de castration va être réactivée dans la vie courante lors des situations où l'impuissance, l'incapacité refont surface. C'est le cas au cours de la vieillesse. L'angoisse de castration est réactivée à cause des limites qui s'imposent progressivement au sujet. En effet, avec la vieillesse, les capacités d'autonomie du sujet peuvent se réduire ou s'altérer. C'est entre autres, dans ces circonstances que l'angoisse de castration peut ré-émerger. A ce propos, Abraham (1984) a montré, que : « la maladie, la diminution des capacités physiques, la solitude due à la disparition des amis, et enfin la proximité de la mort (…), provoque une reviviscence de l'angoisse de castration »[41]. Ce sentiment d'impuissance qui devient la clé de voûte de l'angoisse de castration chez le sujet âgé a été aussi évoqué par Herfray (2001) : « Chaque organe dont l'usure se révèle est ainsi l'objet de menaces imaginaires où se réactualise l'angoisse de castration »[42]. L'usure corrobore la perte de mobilité, laquelle s'accompagne en même temps d'une perte de sollicitation et qui enfin n'offre aucune possibilité d'ouverture pour le désir. Si cette usure est aussi constatée chez des sujets âgés vivant dans des sociétés dites traditionnelles, il n'en demeure pas moins qu'il est difficile d'appliquer le même schéma d'interprétation dans la compréhension des mécanismes de réactualisation de l'angoisse de castration et des pulsions (pulsions de vie et de mort). Un détour nous semble ici nécessaire pour tenter de mieux élucider ces notions de pulsions de mort et de vie et d'en déterminer les enjeux chez le sujet âgé. Théorisées par Freud, les pulsions de mort (Thanatos) sont celles qui s'opposent aux pulsions de vie (Eros) et qui recherchent un retour à un état anorganique, état où toutes les tensions sont réduites. D'une part, à l'intérieur du sujet les pulsions de mort tendent à l'autodestruction, et d'autre part à l'extérieur, elles s'expriment à travers des pulsions de destruction et d'agressivité. La libido a pour tâche, dès lors, de pallier les effets de la pulsion de mort. Pour ce faire, la libido se lie à la pulsion de mort pour la mettre à son service. Une partie de la libido est ainsi extériorisée à travers l'agressivité, une autre partie reste au service de la fonction sexuelle pendant

---

[41] ABRAHAM, G. (1984). Éloge de la Vieillesse, in SIMEONE I. et ABRAHAM, G. *Introduction à la psycho gériatrie*, SIMEP, Villeurbanne.
[42] HERFRAY, C. (2001)., *La vieillesse en analyse*. Paris, Dunod.

qu'une dernière se trouve attachée à l'organisme. Green (1986) nous fait remarquer que la pulsion de mort fournit un travail de déliaison, de désinvestissement. Ce qui signifie que la relation d'objet et le Moi sont attaqués. La pulsion de mort a pour but la désobjectalisation ; la libido d'objet est entravée par la pulsion de mort et quand cette dernière est trop forte, elle évoluera vers une libido narcissique. En effet, la libido d'objet est liée à Eros alors que la libido narcissique à thanatos. Pour Aulagnier (1975), Thanatos représente « toutes les forces de la déliaison du négatif, du rejet, de la néantisation, de la haine »[43]. Il y aurait vieillissement et mort selon Gagey (1968) [44] lorsqu'une désintrication d'Eros et de Thanatos laisseraient le champ libre à un mouvement de désorganisation dépris de toute limite. Thanatos est une force de déliaison qui recherche la destruction, la réduction des tensions à l'état zéro. Cette force est très accrue au dernier moment de la vie avant la rupture ultime de tous les liens, pendant la détérioration du corps, et lors de l'extinction de toutes excitations. En revanche, Péruchon et Thomé (1992)[45], pensent que les pulsions de vie et de mort jouent, malgré tout, un rôle important dans la dynamique psychique des personnes âgées, car elles servent à préserver les fonctions essentielles des objets internes altérés par le vieillissement. Mais pour éviter que Thanatos ne prenne le dessus sur l'Eros, la libido ne doit pas stagner et l'énergie ne doit pas se perdre inutilement. Si les investissements sont toujours présents, et bien choisis, ils permettent de pallier l'angoisse liée à la peur de la mort proche. Thanatos n'a alors pas la possibilité d'agir, Eros l'en empêche. Eros, la pulsion de vie, est donc présente à travers les investissements objectaux, par le biais de sa fonction liante. Nous pouvons aussi la retrouver dans un « mouvement d'intégration du passé dans le présent ». L'acceptation du passé dans le présent permet d'éviter une déliaison entre le présent et le passé. Au cas contraire, cette déliaison risque d'être reprise et

---

[43] AULAGNIER, P. (1975)., *La violence de l'interprétation*, Paris, PUF.
[44] GAGEY, J. (1968)., Le corps en Psychologie clinique, In *Bulletin de Psychologie,* Paris, Tome 21, pp 15-19.

[45] PERUCHON, M., THOME-RENAULT. (1992)., Destins ultimes de la pulsion de mort. Figures de la vieillesse, Paris, Dunod.

utilisée par Thanatos. Par conséquent, elle peut constituer un danger dans la mesure où elle met à mal les pulsions de vie.

La sexualité

Tout comme les éléments préalablement évoqués dans les pages précédentes, la sexualité paraît constituer un indicateur important pour la compréhension des mécanismes psychologiques liés au vieillissement. Mishara et Riedel (1994) [46] soulignent que la pulsion sexuelle est tellement impérieuse chez le jeune adulte qu'elle amène celui-ci à désirer davantage une classe d'objets qu'une personne vraiment choisie. Par contre, avec l'apaisement pulsionnel lié à l'évolution de l'âge, la personne de l'autre sexe devient de plus en plus importante. Dans la jeunesse, c'est le désir qui suscite l'amour, avec la maturité c'est l'amour qui génère le désir. Il est vrai qu'avant quarante-cinq ans, la pulsion sexuelle vient mobiliser l'humain pour lui demander de se satisfaire dans la relation génitale avec le corps de l'autre. On pourrait même parler de pulsion sexuelle agressive du fait de l'obligation de passage à des agressivités de pénétrance et de contenance, qui représentent le support nécessaire en vue d'une réalisation satisfaisante de l'acte. De plus, la pulsion sexuelle n'est pas quelque chose qui vient mobiliser calmement et rarement l'être humain. Bien au contraire, elle le cheville au corps, ne lui laisse aucun répit et le rend dépendant. Nous pouvons même parler d'une véritable emprise pulsionnelle qui régit l'individu masculin comme féminin, dans sa période d'acmé de vingt à quarante-cinq ans. Car au-delà, de cet âge, l'emprise pulsionnelle s'atténue sans pour autant disparaître, ce qui peut expliquer la poursuite de l'activité sexuelle pendant la vieillesse malgré le fait que le fonctionnel qui en résulte sur le plan du désir soit ambivalent. En ce sens, la personne âgée ressent un certain soulagement de ne plus être tenaillée par l'emprise

---

[46] MISHARA, B.L, RIEDEL, R. (1994)., *Le vieillissement,* Paris, P.U.F, 3ème édition.

pulsionnelle, bien qu'elle puisse ressentir en même temps une certaine insuffisance de cette emprise.

De plus, chez le sujet âgé, le lâcher-prise de l'emprise pulsionnelle peut permettre de réévaluer le plaisir qu'il prend dans le rapport sexuel, c'est-à-dire de voir la puissance liée à la pulsion d'attachement prendre le pas sur la jouissance liée à la pulsion sexuelle agressive. Autrement dit, avec l'âge, l'être humain peut amener son organisme à se recharger dans un « peau à peau » pour trouver l'apaisement et ne plus être centré sur une activité sexuelle agressive. Rappelons qu'au début de la vie, l'enfant a une sexualité polymorphe, c'est-à-dire non centrée sur les organes génitaux. « Ce n'est qu'au terme d'une évolution complexe et aléatoire que la pulsion sexuelle s'organise sous le primat de la génitalité et retrouve alors la fixité et la finalité apparentes de l'instinct » (Laplanche et Pontalis, 1967). Lorsque les capacités fonctionnelles génitales diminuent, l'être humain n'est pas pour autant asexué, mais reste une personne sexuée qui a le désir de réaliser sa sexualité. Celle-ci ne disparaît qu'avec la mort ; elle est, d'après De Beauvoir (1970), une intentionnalité vécue par le corps, visant d'autres corps et qui épouse le mouvement général de l'existence, elle s'investit dans le monde auquel elle confère une dimension érotique. Si les désirs qui ont déterminé nos choix depuis l'enfance ont pu rester les mêmes, cependant au cours du vieillissement, les moyens de leur réalisation peuvent diminuer. Pour ce faire, l'appareil psychique doit engager un nouveau travail, celui du réaménagement des défenses. Plusieurs facteurs peuvent ainsi expliquer le déclin du désir sexuel au cours de la vieillesse. Il peut s'agir d'une part, des facteurs physiologiques tels que les maladies, l'anxiété, l'altération des fonctions cognitives. La maladie constitue bien souvent chez le sujet âgé un sur-handicap intransigeant du point de vue sexuel. La détérioration mentale, les troubles psychiatriques ont aussi un impact sur la communication interpersonnelle et le savoir-faire amoureux, en ce sens qu'ils peuvent interférer sur la patience et la compréhension d'un partenaire plus jeune et en bonne santé. La solitude est aussi l'obstacle le plus difficile à surmonter pour sauvegarder un minimum de vie affective et sensuelle.

L'insomnie peut également transformer l'appréciation du pronostic sexuel.

D'autre part, il existe des facteurs sociaux et psychologiques. Par exemple le passage à la retraite qui, pourtant est un facteur de libération du désir et de la sexualité pour certaines personnes âgées, mais constitue pour d'autres, un obstacle si l'un des conjoints (ou les deux) organise sa vie relationnelle en dehors du couple. Dans ce cas de figure, les difficultés relationnelles s'ajoutent à l'absence de désir. Naît alors un conflit permanent, voire une indifférence entre les deux partenaires, laquelle aura une incidence sur le désir sexuel. La mise en institution n'arrange pas non plus les choses. Pour certains sujets, elle affecte le désir sexuel parce qu'à l'heure actuelle il existe peu de structures en France dont les locaux ont été aménagés de manière à prendre en compte l'intimité sexuelle des personnes âgées. Outre ces faits, signalons que la sexualité au cours de la vieillesse est vécue différemment selon qu'on soit homme ou femme, selon qu'on soit marié, célibataire ou veuf. Vivre à deux et en parfaite entente pourrait intensifier les sollicitations érotiques, de plus les difficultés sexuelles peuvent facilement être surmontées.

Signalons par ailleurs, qu'autant la fille s'identifie dès son enfance à l'image totale de son corps, autant le petit garçon trouve dans son pénis un alter ego. C'est dans son pénis qu'il se reconnaît en tant qu'homme. C'est pourquoi, il redoute la défaillance de celui-ci, ce qui peut générer un traumatisme narcissique ; il craint l'impossibilité de parvenir à l'érection, de s'y maintenir, de satisfaire sa partenaire. Parfois, certains hommes âgés se lassent de leur femme, au regard de la monotonie qu'ils relèvent dans leur sexualité de couple. De plus, avec l'âge, l'image juvénile qu'ils avaient de leurs femmes a carrément changé. Suite à cela, ils vont chercher une autre partenaire, généralement plus jeune, afin de retrouver leur virilité. Certains veufs, quant à eux, préfèreront se désintéresser définitivement ou temporairement de toute activité sexuelle. Quant aux célibataires, certains parmi eux chercheront à monnayer leurs activités sexuelles ; soit en se tournant vers des prostituées, soit en ayant des liaisons avec des femmes qu'ils aideront financièrement. L'abstinence ou la continuité des activités sexuelles dépend de l'équilibre entre la férocité de leurs pulsions et la puissance de leurs résistances. La masturbation est aussi fréquemment pratiquée par les hommes mariés, les veufs ou les célibataires âgés. Cela peut s'expliquer par plusieurs raisons. La première est que l'onanisme est une opération beaucoup moins complexe et difficile que le coït étant donné que ce dernier implique un rapport à l'autre. La deuxième raison étant que certains hommes âgés préfèrent leurs fantasmes au corps « abîmé » de leur épouse. La troisième fait suite aux anciens complexes qui resurgissent parce qu'ils ont conscience de leur âge ou bien parce que leur compagne refuse à un certain moment de pratiquer l'acte sexuel. La quatrième raison est que l'onanisme est une pratique sexuelle qui ne quitte à aucun moment la vie de l'être humain. On pourrait aussi intégrer à cette réalité, le niveau socio professionnel. En effet, les travailleurs manuels ainsi que les personnes dont le niveau de vie est modeste auraient une vie sexuelle plus intense que les intellectuels et ceux des classes aisées. De Beauvoir (1970), l'explique par le fait que « les ouvriers et les paysans ont des désirs plus directs, moins asservis aux mythes érotiques que les bourgeois ; les corps de leurs femmes s'abîment vite sans qu'ils cessent de leur faire l'amour ; vieilles, elles leur sembleront moins déchues que dans le cas des privilégiés ». Un autre argument serait que plus la classe sociale est modeste, plus les hommes sont indifférents à l'opinion sociale. Cette thèse concerne aussi les personnes âgées vivant en marge des conventions sociales, tels que les pensionnaires d'asile ou certains clochards qui ne ressentent aucune gêne à avoir des activités sexuelles au vu et au su des spectateurs. Concernant les femmes âgées, elles mettent plus en avant les préliminaires. C'est ainsi qu'elles peuvent aimer faire l'amour même sans orgasme. Étant donné que pour certaines, elles se sentent moins gênées par leur vieillesse, elles accordent moins d'importance à l'apparence de leurs époux. Elles n'ont pas de crainte de défaillance contrairement aux hommes. A première vue les activités sexuelles seraient moins intenses chez la femme que chez l'homme. Kinsey (1948)[47] a démontré que 97 % des

---

[47] KINSEY, A. (1948)., *Le comportement sexuel de l'homme,* Paris, Pavois.

hommes de cinquante ans continuent les activités sexuelles alors que les femmes du même âge ne sont que 93 %. De même, à soixante ans, 94 % des hommes ont une vie sexuelle contre seulement 80 % chez les femmes. En ce qui concerne les veuves, Clément et Leger (1999)[48], font remarquer que, parmi celles qui ont 70 ans et plus, seulement 7 % d'entre elles auraient une vie sexuelle active. Les explications sont en grande majorité liées aux représentations sociales. A dire vrai, il existe de manière générale, de nombreuses inégalités entre les hommes et les femmes, inégalités qui plaident en faveur des hommes : les risques de grossesse ne les concernent pas. De même, si un bébé est abandonné à la naissance, c'est la mère qui est recherchée et non le père ; si un homme a de nombreuses « aventures », il est considéré avec indulgence, sinon avec admiration. Par contre si c'est une femme, elle est traitée de « nymphomane » ou de " femme légère" ou encore, de "femme de petite vertu". Un homme peut faire des enfants, jusqu'à un âge avancé, ce qui n'est pas forcément le cas pour la femme.

En Afrique où la polygamie est acceptée, la personne âgée poursuit sa sexualité tant qu'elle a encore des femmes dans sa maisonnée. En plus de celles-ci, l'homme âgé africain n'hésite pas à recourir à d'autres partenaires plus jeunes et ayant le plus souvent l'âge de ses enfants ou voire de ses petits enfants. Cette pratique sociale s'est amplifiée fortement depuis ces dernières dizaines d'années, car la misère et la précarité sociale deviennent de façon exponentielle le quotidien de beaucoup de pays africains. La femme devient alors un « objet » que le sujet âgé peut s'acheter à un prix dérisoire. Pour les jeunes filles qui répondent aux sollicitations des « vieux », elles ne ressentent aucun scrupule. D'ailleurs elles n'hésitent pas à « vanter » les mérites de leur partenaire et de « brandir » les biens qui leur ont été octroyés (belles voitures, villas…). Cette catégorie de « vieux » concerne en grande majorité, les hommes d'affaires ainsi que les hommes politiques. Amasser les jeunes filles devient aussi le moyen d'exprimer leur notoriété parce qu'ils se disent enfin capables de tout acheter

---

[48] LEGER, J.M., CLÉMENT, J.P et al (1999), *Psychiatrie du sujet âgé,* Paris, Flammarion.

tant qu'ils sont encore aux affaires. Une pratique qui a pignon sur rue et qui est devenue presque un phénomène banal. Pourtant, les conséquences qui en résultent sont d'une extrême gravité. Par exemple le taux élevé de décès des hommes âgés et des filles mères qui sont exposés aux maladies sexuellement transmissibles, telles que le VIH.

Quant à certaines femmes âgées, elles disent pouvoir se passer de rapports sexuels même si elles sont sollicitées par leur mari. Le plus souvent, elles s'adonnent aux activités religieuses (le cas de l'Afrique) ou associatives et relèguent ainsi l'acte sexuel au second plan. D'autres facteurs peuvent influencer la sexualité chez la femme âgée. Lors de la ménopause, la femme voit son image se dévaluer progressivement, du fait, entre autres de l'incapacité à enfanter. De plus, la femme se confronte à un échec lorsqu'elle cherche à trouver un partenaire. Plus elle vieillit, plus son pouvoir de séduction diminue et plus le désir d'être aimée s'accroît. Face à l'échec, elle renonce à se battre et intervient ainsi selon Deutsch (1994) : « un réinvestissement régressif du clitoris comme centre d'excitation »[49]. La femme régresse alors au stade phallique ou vers la première période pubertaire au cours de laquelle le vagin ne jouait pas encore le rôle directeur. La ménopause constitue donc une période très critique. Elle peut se décliner en deux phases : la première concerne le moment où la femme se concentre très fortement sur l'objet extérieur et où le besoin d'être désirée et aimée est puissant. La seconde phase se caractérise par une déception vaginale, une régression vers la masturbation clitoridienne, une fuite de la réalité au profit d'un accroissement de l'activité fantasmatique.

Les deux phases sont en perpétuelle interconnexion et peuvent induire ainsi certains comportements. On peut observer, le cas de certaines femmes qui se sentent transportées, se sentent dans la peau de jeunes filles, elles se croient capables de prendre un nouveau départ dans la vie, et se disent prêtes à se livrer à n'importe quelle passion. Elles se mettent à tenir des journaux intimes comme dans leur jeune âge. D'autres quittent

---

[49] DEUTSCH, H. (1994)., Psychanalyse des fonctions sexuelles de la femme. Paris, PUF.

leurs maisons pour les mêmes motivations psychiques que lors de la puberté. Pour celles qui avaient au préalable bien supporté leur frigidité, elles deviennent désormais sexuellement sensibles tandis que celles qui ne l'étaient pas, deviennent frigides. D'autres femmes encore qui ont jusqu'à présent bien supporté leur frigidité commencent à avoir des sautes d'humeur, un comportement déséquilibré, elles deviennent très irritables au point de rendre la vie difficile à leur entourage.

Par ailleurs, il faut noter que les fantasmes de viol et de prostitution observés lors de la puberté peuvent être réactivés à la ménopause. Le retour à la masturbation clitoridienne mobilise le complexe de castration. Naissent alors les sentiments d'angoisse et de culpabilité. Outre la ménopause, il y a aussi la question de la honte consciente et de la culpabilité inconsciente qui joue un rôle fondamental dans la compréhension de la sexualité chez les personnes âgées. La honte s'attache à la gêne causée par l'apparence physique. Certaines femmes disent ne plus vouloir prendre le bain en compagnie de leur mari. Ainsi, les blessures d'amour-propre, les atteintes de l'estime de soi s'extériorisent. Plus les intéressés fixent leur sentiment d'eux-mêmes sur leur apparence physique, sur leurs performances sexuelles (plutôt que sur l'échange de plaisir et d'amour), et plus les problèmes soulevés par la sexualité seront aigus. Lorsque les personnes âgées envisagent un rapport sexuel, elles ressentent une honte consciente suite aux imperfections esthétiques de leur corps. Par conséquent, elles préfèrent se dérober ou refuser l'acte sexuel. De nombreux couples âgés sont passés du « ce n'est plus de leur âge » (cela s'adressait implicitement aux couples de vieillards) à un « ce n'est plus de notre âge » clairement exprimé. La question de la honte et de la prohibition trouve son fondement dans la prime enfance. Cette réalité s'exerce selon deux perspectives : l'une tournée vers le futur, résumée par la formule « plus tard, quand tu seras grand(e) », l'autre orientée par rapport au passé, exprimée dans le « tu es trop grand(e) ... ». Concernant la première formule, l'enfant doit retarder sa satisfaction. Cette frustration est tempérée par une promesse de réalisation reportée à plus tard. Il ne s'agit donc pas d'un refus définitif : c'est l'interdit pour l'instant en raison de l'incapacité, de l'impuissance de l'enfant à réaliser son désir. Renoncer à l'immédiat pour bâtir le futur est la pierre angulaire de l'apprentissage de la réalité. Chez la personne âgée dont l'avenir est une fin de vie relativement proche, le « je suis trop vieux » n'est pas tempéré par une promesse d'accomplissement. Le « je suis trop vieux » pour faire l'amour » correspond au « tu es trop grand aujourd'hui pour… » que les parents imposent à l'enfant. Pour l'un comme pour l'autre, l'interdiction fait appel au modèle intérieur, à l'Idéal du Moi. Ce type de reproche entraîne la honte qui est indissociable de l'Idéal du Moi. Pour l'enfant, le renoncement à la satisfaction du désir, la frustration imposée sont contrebalancés par un gain narcissique : il s'agit du prix à payer pour progresser vers le monde des adultes. Mais pour la personne âgée, le « ce n'est plus de mon âge » ouvre sur une impasse en dépit des bénéfices secondaires que comporte le renoncement. Il s'agit pour ceux-là d'une acceptation totale et définitive de la castration (terme déjà développé plus haut). Les personnes âgées qui raisonnent de cette façon, ont le sentiment que la réalisation sexuelle n'est plus en accord avec le modèle de soi-même que chacun porte en soi. Par conséquent, elles s'obligent à renoncer à la sexualité afin de préserver leur propre image idéale, celle de leur couple. A ce titre, elles estiment que la relation sexuelle d'un couple de « vieillards » ternit leur image, induisant par là même un mécanisme de projection. Elles préservent ainsi leur narcissisme, quitte à ce que ce renoncement provoque des comportements pathologiques. L'activité sexuelle est de ce point de vue assimilée à une activité « sale », essentiellement anale, en relation avec les jeux fécaux strictement interdits. Dès lors, le Surmoi interdicteur intervient, d'où d'autres confusions et interdits inconscients qui rentrent en action. L'activité sexuelle devient donc pour l'inconscient, activité anale, et cela, dans toutes ses manifestations. Plus cette assimilation inconsciente à un mouvement régressif sera présente, plus elle motivera les renoncements, les rejets conscients de la sexualité. Le résultat est l'instauration d'une angoisse générale. Celle-ci confirme en effet, le retour en enfance et de son terrible cortège de déchéance et de dépendance. Les personnes âgées vivant en couple se trouvent souvent piégées par cette alternative pathologique : ou bien elles se livrent à la sexualité et tombent alors dans la dégradation, laquelle présente sur le plan conscient l'angoisse de mort ou bien elles se comportent « dignement » et l'oublient. La vie sera alors achetée, au prix du renoncement sexuel. Ici, encore, selon Danon-Boileau (2000) : *« la culpabilité vient « au secours » de l'impuissance et évite la honte angoissante qu'elle pouvait susciter. En revanche, si l'activité sexuelle est pratiquée malgré la gêne, alors l'interdit est prouvé en ces termes : Ma gêne était légitime, la preuve en est que je suis puni(e) par l'impossibilité de faire l'amour ; si mon désir n'a pu se réaliser, c'est parce qu'il était coupable »*[50].

Par ailleurs, il ne faut pas perdre de vue le fait que la fragilisation physiologique peut avoir en elle-même des conséquences inhibitrices particulièrement redoutables sur la sexualité. La peur de l'échec, derrière laquelle se dissimule un désir inconscient d'échec, provoqué par ce réveil des conflits œdipiens, risque de jouer un rôle dans toutes les tentatives de relations sexuelles. Il est concevable que dans certains cas, certains médicaments, comme le « viagra » aient des effets d'autant plus positifs qu'ils seront accompagnés d'un soutien psychologique qui luttera contre les différentes angoisses dominantes en fonction du patient.

Autre élément à prendre en compte, concerne le rôle capital de la tendresse qui prend place chez de nombreux couples âgés, le relais des élans passionnels. L'équilibre du couple s'organise sur des bases établies de longue date, mais à la faveur d'un quotidien plus étroitement partagé, dans ses joies et ses soucis, se renforce la connivence bâtie sur les intérêts et les goûts communs. L'amour peut continuer même en dehors d'un désir sexuel. L'amour est entretenu par le souvenir précieux d'un passé chaleureux, source d'une forte satisfaction dont chaque membre du couple se reconnaît redevable envers l'autre.

A l'inverse, les réactions de prestance, les blessures et revendications narcissiques, les angoisses de décevoir l'autre, qui s'articulent en grande partie sur la peur infantile du retrait

---

[50] DANON-BOILEAU, H. (2000)., De la vieillesse à la mort. Point de vue d'un usager. Calmann Lévy.

d'amour des parents en cas de faute, mobilisent des réactions d'agressivité plus ou moins contrôlées et facilitent la disparition de la sexualité.

Monsieur B est un patient de 64 ans qui est bien connu du service de Psychogériatrie pour y avoir déjà séjourné il y a quelques années. A chaque hospitalisation, les troubles sont les mêmes : manque de sommeil, perte d'élan vital, sentiment d'inutilité. Ceux-ci ont amené l'équipe à formuler le diagnostic de syndrome dépressif majeur, et un traitement antidépressif lui a été constamment prescrit. Au cours des entretiens, Monsieur B a toujours insisté sur le fait qu'il a vécu longtemps avec son épouse, les enfants sont peu présents, il ne trouve pas l'intérêt d'adhérer aux associations de son âge, il préfère rester constamment avec son épouse.

Quand on aborde les questions concernant sa vie de couple, Monsieur B détourne ses réponses à autre chose. « Vous savez quand on a atteint mon âge, il y a des questions qui commencent à se poser avec autant d'acuité... (Pleurs) ; ce qu'il faut c'est de prendre le devant des choses (...) vous savez avec mon épouse, il faut aller tout doucement ».

Les entretiens qui ont suivi ont permis de mettre en relief le fait que depuis fort longtemps, Monsieur B n'a plus eu de rapport sexuel avec son épouse, celle-ci lui avait dit que vu son état, il n'en était plus capable. Ce discours a été longtemps vécu par Monsieur B comme une blessure narcissique, ce qui peut expliquer d'une certaine manière un sentiment d'inutilité.

Monsieur B s'est senti ne pas être aimé alors que lui semble vivre une relation fusionnelle avec son épouse. Après avoir reçu le couple, nous avons de commun accord décidé d'un suivi. Effectivement celui-ci a bien eu lieu et au bout de quelques mois, le médecin traitant a arrêté les antidépresseurs.

> Dans le même temps Monsieur B nous a confirmé qu'il se sent actuellement exister, il a enfin de nouveau, des relations sexuelles avec son épouse : « Même si ce n'est pas comme à notre jeunesse, de temps en temps nous faisons avec les moyens de bord ».

Partant de ces faits, on comprend que la question du désir occupe une place privilégiée dans la compréhension de l'expression de la sexualité. Il faudrait peut-être qu'on s'y attarde un peu plus…

La personne âgée veut désirer parce qu'elle continue à s'attacher à l'univers érotique. Danon-Boileau (2000) confirme que c'est par le désir qu'elle en réanimera les couleurs pâlissantes. Le désir permet également d'éprouver sa propre intégrité. D'où le fait que certains hommes âgés ne supportent et ne comprennent pas le fossé séparant l'ensemble des activités physiques et intellectuelles de leurs possibilités sexuelles. Ils insistent sur le fait qu'ils ont un réel désir psychique mais une absence d'érection, qu'ils ont les mêmes fantasmes mais ces derniers n'ont plus aucun effet. Malgré les échecs, ces hommes âgés restent convaincus de la persistance de leur intérêt et de leur désir sexuel. La réduction du désir chez la personne âgée ne s'effectue ni brutalement ni de façon absolue et totale. Suite au tarissement du désir, une angoisse atteint les seniors dans leur sentiment de Soi et de leur identité. Le désir de vouloir désirer s'intrique étroitement au souvenir de ceux qu'ils étaient, physiquement et intellectuellement, c'est-à-dire, au moment où ils se trouvaient sous l'emprise du désir et de l'état amoureux. Ces hommes ne cherchent pas tant à séduire et à avoir un rapport sexuel avec une belle jeune femme, mais à se retrouver eux-mêmes : « vieillard décrépit aujourd'hui, il cherche à la surface de la rivière l'image du jeune homme d'autrefois ». Danon-Boileau (2000)[51]. Ce désir de continuer à désirer, soit,

---

[51] Op. cité, p. 66.

rassure ces hommes sur leur continuité d'être et les protège contre l'angoisse majeure que pourrait susciter l'absence de tout désir, soit il les défend contre une confrontation directe avec leur inconscient. Dans ce dernier cas, la perte de désir chez le sujet âgé peut avoir pour effet de le livrer à la mère œdipienne. Pour d'autres sujets, la régression s'opère à un niveau plus profond, c'est-à-dire que ces personnes se retrouvent confrontées au personnage maternel prégénital avec ses composantes archaïques d'agressivité, destructrices et morcelantes. Ceci explique l'angoisse d'être réduit par ce personnage maternel terrifiant. Dès lors, l'image de la mauvaise mère dévorante domine et l'épouse devient le mauvais objet. Le désir de vouloir désirer concerne que très peu d'hommes âgés. Dans la majorité des cas, les hommes âgés ne se plaignent pas de ne plus avoir d'attirance sexuelle pour leur conjointe ni pour une femme plus jeune. Cela ne signifie pas pour autant qu'il n'existe pas un attachement réel, car face au manque d'érection, c'est plutôt les femmes qui se sentent blessées dans leur amour-propre. A cela peut s'ajouter un sentiment d'agressivité et de culpabilité, « c'est de ma faute, je ne peux plus lui plaire... ». Les femmes sont alors convaincues que la virilité de leur mari dépend d'elles. Il peut s'ensuivre des réactions agressives projetées sur l'autre. Celles-ci peuvent s'exprimer directement ou de manière détournée, elles peuvent être réprimées, voire refoulées. Elles entretiennent par ailleurs des attitudes dépressives.

Chez la femme, la disparition du désir n'est pas vécue de la même façon. En effet, chez cette dernière, la disparition du désir semble s'intégrer naturellement dans l'ordre des choses. La femme n'est pas confrontée à la question de l'impuissance mais à celle de la maternité. De même, le poids et les retentissements socioculturels des interdits, si vivaces encore de nos jours, empêchent davantage les femmes d'exprimer leurs sentiments à propos de la perte de désir.

Avant de clore cette question de la sexualité, il nous semble opportun de rappeler que les modalités de la pratique sexuelle et des défaillances psychopathologiques qui en découlent, dépendent en grande majorité, de la structure psychique de l'individu. Ce constat nous renvoie à la nécessité d'esquisser quelques principaux troubles psychopathologiques en lien avec la problématique de la sexualité : l'impuissance, l'éjaculation précoce, la frigidité et le retour à l'homosexualité. A propos de l'impuissance, l'homme âgé peut devenir impotent sexuellement par méconnaissance de sa physiologie et de sa psychologie lorsque l'érection est plus longue à obtenir, et que l'éjaculation est devenue aléatoire. En ignorant ces changements, en n'osant pas en parler, en les constatant avec l'exagération d'une angoisse de castration plus élevée que la moyenne quand, par exemple, il ne supporte pas de n'être plus celui qu'il a été, l'homme peut provoquer la défaillance qu'il voulait justement écarter. La castration précipite alors la castration fonctionnelle. A l'inverse, la capacité à laisser les choses s'accomplir plus lentement, plus incomplètement, en accordant plus de place à la tendresse fait connaître à l'homme âgé d'autres moments heureux. A ce propos, Le Gouès (2000) souligne que l'homme âgé est capable d'investir positivement le féminin de sa bisexualité psychique, alors que dans le premier cas, l'homme âgé s'y refuse catégoriquement. Au sujet de l'éjaculation précoce, la plupart du temps, l'homme qui présente les plaintes liées aux échecs répétés jusque-là ne les avait connus que de façon accidentelle. Souvent, l'échec avec une compagne qu'il vient de rencontrer est lié à une culpabilité qui fait suite au décès de sa conjointe ou, à une séparation prolongée ou tout autre évènement traumatisant. Le nécessaire travail de réajustement à réaliser l'acte masque souvent un conflit : le deuil qu'il croyait terminer reste à faire. Autrement dit, la menace de la réactivation d'un conflit peut se cacher derrière des difficultés actuelles. Quant à la frigidité, il s'agit selon la littérature psychanalytique d'explorer l'économie libidinale de la personne âgée, notamment son masochisme, la tendance à projeter de mauvais aspects internes sur un partenaire, mais aussi des tendances telles que la possession, le perfectionnisme, la préoccupation infantile pour le fonctionnement corporel, réveillées par le vieillissement. Toutes ces défenses sont levées pour lutter contre la peur de la mort ou plus immédiatement contre la perte de la séduction ou encore contre l'angoisse de castration. Mais elles se révèlent inefficaces pour contrer l'angoisse désastreuse pour la vie érotique.

Concernant la masturbation, les personnes âgées s'en plaignent rarement mais l'absence d'objet sexuel est vécue douloureusement. Ainsi, la masturbation est-elle moins un trouble qu'une issue pour l'excitation. La personne âgée peut être dépressive lorsqu'elle se désole de n'être plus un objet d'amour, de ne plus trouver les moyens de renouer avec un objet d'amour et d'être aimée de lui. Dans ce cas, l'asthénie est moins l'expression d'une sévérité du Surmoi qu'une perte dépressive de l'espoir de renouer avec l'objet.

Monsieur J est un patient de 71 ans qui est hospitalisé pour troubles de comportements dans un contexte de démence de type Alzheimer. Son épouse évoque souvent des difficultés la nuit : le patient est souvent agité, il dort peu, il veut prendre plusieurs douches dans la nuit et il laisse les lumières allumées. Dans le service cependant, le patient est très calme et coopérant ; il participe aux activités et ne pose aucun problème dans le sens des plaintes formulées par la famille, mis à part une dégradation moyenne de la mémoire rétrograde. En revanche, pendant la douche, les infirmiers avaient remarqué que le patient avait tendance à se masturber et n'éprouvait aucune gêne à le faire. Lors des entretiens, le discours du patient paraissait pauvre mais tout de même adapté par rapport à la réalité. Il a pu évoquer que tous les matins, il partait acheter son pain chez le boulanger et que pour lui tout était normal ; il ne comprenait d'ailleurs pas pourquoi son épouse l'avait fait hospitaliser. Outre les aides sociales (temps d'aide ménagère) qui ont été proposées à la famille pour permettre à l'épouse de « souffler », nous avons proposé un suivi post hospitalier pour mieux explorer les circonstances d'apparition des troubles et mettre en place un dispositif thérapeutique adéquat permettant d'éviter des hospitalisations répétitives. C'est pendant ce suivi que nous avons su longtemps après, le temps qu'une relation de confiance s'installe que Monsieur J faisait chambre à part avec son épouse. Ceci remonte au temps où le médecin lui avait prescrit un lit médicalisé suite à une fracture du col de fémur.

Après son amélioration, le médecin avait jugé que le lit médicalisé n'était plus indiqué et que Monsieur J pouvait regagner le lit conjugal. Mais l'épouse s'était farouchement opposée. Monsieur J continuait alors de se coucher dans son lit médicalisé qui se situait au rez-de-chaussée pendant que son épouse dormait au 1er étage. Ainsi le couple n'avait plus aucun rapport intime. « Mon mari était souvent fatigué, je me suis dis qu'il ne valait plus la peine d'avoir des rapports sexuels avec lui. Je ne sais pas pour quelle raison d'ailleurs, j'ai refusé qu'il rejoigne le lit conjugal… Oui, je sais, il a avait fait dans sa culotte… l'habitude a fait que le lit est resté au salon », nous dit l'épouse. Après six mois de consultation assidue avec le couple, nous avons réalisé un bilan de contrôle pour la mémoire qui faisait apparaître un MMS (Mini Mental Status de Folstein) à 30/30 alors qu'auparavant celui effectué à l'hôpital montrait un score de 22/30, le test de l'horloge faisait apparaître un léger déclin cognitif en sus d'une dépression masquée par des aménagements défensifs (banalisation, intellectualisation).

Au fil des rencontres, nous en avons déduit que les troubles cognitifs constatés, tout au début de l'hospitalisation étaient plutôt d'ordre fonctionnel que lésionnel. D'ailleurs, ceux-ci ont été vite résorbés grâce au traitement antidépresseur qui fut administré. Ainsi les facteurs étiopathogéniques étaient assurément du côté d'une conjugopathie avec comme toile de fond la problématique de la sexualité. Celle-ci a mis à mal les assises narcissiques et identitaires du patient. Les scènes masturbatoires couramment exhibées par le patient ne sont-elles pas l'expression des pulsions sexuelles non assouvies, à partir de laquelle l'hypothèse de la problématique sexuelle se trouve être confortée ?

Partant de cette problématisation, il nous a semblé opportun de proposer une prise en charge psychologique du couple pour essayer de donner « sens au sens » à ce qui se jouait dans la dynamique inter et intra subjective du couple.

A partir des associations que suscitaient nos rencontres, nous avons ensemble trouvé des mots qui ont enfin « pansé » les maux du couple. Ainsi Monsieur J a repris ses activités au sein du club de personnes âgées dans lequel il s'est fortement impliqué.

Un autre cas comme celui de Monsieur P peut aider à problématiser la question sexuelle qui souvent est sous-jacente à la demande d'hospitalisation.

Monsieur P est hospitalisé pour état d'incurie à domicile, irritabilité, repli sur soi, ne voulant plus participer aux rencontres familiales depuis un certain temps. Hormis cela, on note des plaintes mnésiques témoignant essentiellement de difficultés à se souvenir des informations récentes ; problème d'attention et de concentration et une tendance à la persévération. Patient de 72 ans, les troubles ont débuté trois semaines après que P a pris sa retraite en tant qu'agent de presse. Père de trois enfants, Monsieur P vit depuis 5 ans séparé de sa femme alors qu'officiellement le couple est encore marié. Ayant ensemble acheté deux maisons, chacun a élu domicile dans l'une des résidences.

Par ailleurs, une mesure de curatelle a été décidée par le juge suite aux difficultés mnésiques de P qui ont été confirmées par l'expertise du psychiatre. Dans le service, le patient paraît très calme, souvent effacé mais participant tout de même à quelques activités : faire la table, débarrasser, aider les autres résidents. L'exploration psycho dynamique et neuropsychologique qui a été faite permet de mettre à jour :

- sur le plan psycho dynamique : une thymie anxiogène alliant une sous-estimation de Soi et un sentiment d'inutilité, dévalorisation de Soi sans forcément verbaliser des idées de suicide, ce qui n'a pas exclu l'hypothèse d'un éventuel passage à l'acte. Tout au long des entretiens, une seule phrase revenait de façon récurrente : « qu'est ce que je fais ici, je n'ai plus de femme...elle n'est pas souvent là ».

> - Sur le plan neuropsychologique, les tests réalisés sont en faveur d'un déclin cognitif moyen, mais souvent ampoulé par des aménagements défensifs : intellectualisation, banalisation des troubles en les mettant sur le compte de l'âge. Devant un tel tableau, un projet de maison de retraite a été proposé parallèlement aux suivis médicaux et psychologiques.

Comme pour le cas précédent, Monsieur P nous a donné à voir, au travers de l'aspect patent des troubles, un contenu latent permettant de rendre compte d'une certaine manière de la problématique sexuelle à partir de la faille narcissique et de la tension vive entre la menace d'un effondrement éventuel du Moi et l'envie de maîtriser l'angoisse générée par cette menace. Cette angoisse serait de l'ordre d'un retour de castration. A chaque reprise, Monsieur P essayait malgré tout de se projeter dans l'avenir en construisant un discours plus ou moins élaboré autour des projets concernant la poursuite de façon bénévole de ses activités de journaliste. Dans le service, il rédigeait son journal quotidien dans lequel était notée la manière dont se déroulaient ses journées. Cela a ainsi constitué, d'une certaine manière, un mécanisme sublimatoire qui a servi d'autant comme support d'étayage à partir duquel un travail de « renarcissisation » avait toute son importance. Par ce biais, nous avons ainsi « bon gré, mal gré » poursuivi l'accompagnement psychologique tout en intégrant la famille dans le processus de soins en leur assignant une posture de co-partenaire de soin. Ce cas montre bien la complexité de la prise en charge du sujet âgé, complexité autour des problématiques exhumées : problématiques narcissiques, identitaires et sexuelles qui peuvent s'expliquer en termes de : « *je n'ai plus de femme, à quoi je sers, qui suis-je ?* ». Problématique sociale en lien avec les représentations sociales. « *Je ne travaille plus, je ne sers plus à rien ; je ne travaille plus, je vais en maison de retraite* » : problématique institutionnelle à travers des réponses sociales qui ne sont souvent pas en adéquation avec les vœux du patient et ce qu'il met en scène à travers sa maladie.

En somme, cette série de vignettes cliniques permet de montrer :

- d'une part, les processus psychiques qui sont en éveil chez le sujet âgé. Ceux-ci doivent être pris en compte dans la prise en charge globale de la personne âgée en institution. Pour les sept patients, outre les plaintes constatées, ont été révélées aux travers de nos rencontres, des souffrances autour de l'estime de Soi, de l'image du corps, de la réactivation du complexe d'Œdipe et de l'angoisse de castration. Ces souffrances engendrent chez certains, tout aussi bien des attitudes régressives en tant qu'elles procurent des bénéfices secondaires en termes de gain, comme elles peuvent aussi révéler des difficultés d'ordre sexuel. Autrement dit, elles sont l'expression de la preuve d'une mise en tension entre les exigences du Moi et la réalité ou tout au moins entre les pulsions de vie (Éros) et les pulsions de mort (Thanatos) ;

- d'autre part, il sied de souligner que la prise en charge de la personne âgée est pluridimensionnelle, en ce sens qu'elle met en relief des aspects qui dépassent parfois l'aspect organique de la plainte au détriment de ceux qui touchent la sphère inconsciente et dont l'exploration nécessite au premier chef une capacité d'écoute empathique. Mais, cette thèse n'est pas facilement « entendable » par les héritiers de l'approche organiciste. Pire encore, il n'est pas du tout facile de faire accepter aux défenseurs « férus » de cette approche, la congruence dans la prise en charge quelconque, et plus exactement du sujet âgé, entre l'impact psychologique d'une plainte d'origine organique, et le milieu dans lequel celle-ci s'est déclenchée. Par conséquent, malgré le discours « politiquement correct » qui peuple nos institutions sur la nécessité de la pluridisciplinarité, son applicabilité sur le terrain en termes de la prise en compte de la communion d'avis diversifiés paraît encore de nos jours, peu évident.

- Enfin, les problématiques, voire les thèmes qui ont été soulevés au cours de nos rencontres avec les patients constituent dans une certaine mesure des déterminants qui apparaissent lors du vieillissement. Ils constituent de ce point de vue, des modélisations à partir desquelles le vieillissement est défini. Ces modélisations, comme nous fait remarquer Denoux (1999) [52] peuvent porter soit sur l'interaction avec l'environnement pointant ainsi l'aspect adaptatif du sujet à son milieu social, soit sur la santé à partir de l'identification des indices caractérisant les pathologies du vieillissement, soit enfin sur un modèle dominant dans la pensée commune, mettant en évidence le discours commun et conduisant à une discussion dialectique sur le rapport entre la pensée scientifique et la pensée vulgaire. Nous pensons qu'en dépit des débats qui existent autour de ces différentes modélisations, il pourrait se dégager une espèce de consensus sur des marqueurs tant biologiques que psychologiques concernant le vieillissement dit normal. Tels : les cellules qui vieillissent au fil de l'âge, les pertes successives connues, le complexe d'Œdipe qui est réactualisé, la sexualité qui est ré-questionnée ainsi que les fantasmes qui sont déclenchés. A l'évidence, ces marqueurs pourraient constituer des indicateurs universaux même si leur opérationnalisation nécessite résolument de prendre en compte les réalités abyssales de chaque culture. De ce point de vue, la prudence est donc de mise. Ce qui nous oblige à adopter une position plutôt relativiste et circonspecte.

Les invariants du vieillissement dit pathologique

Généralement, quand on parle de vieillissement pathologique, on fait souvent allusion aux pathologies qui provoquent une altération des fonctions cognitives et qui affaiblissent les capacités d'autonomie de la personne. Au premier plan, l'on citera la démence.

---

[52] DENOUX, P. (1999)., Modélisations du vieillissement psychique et appréhension de la différence in J.WERTHEIMER et J-M LEGER (Ed), *Traité de Psychiatrie du sujet âgé, Paris, Flammarion, pp 56-64.*

La démence

En dépit des déterminants historiques qui ont influencé la définition du terme de démence, une réalité devenue presque indiscutable est celle de la prépondérance de cas de sujets déments. Plusieurs études de renommée internationale telles que : Paquid, Eurodem (2005), Inserm (2007) ou plus récemment celle de ONRA (2007) relèvent à ce jour 860 cas de démence en France dont 70/% de démence de type Alzheimer. Cette étude fait une projection de 800.000 cas de démence en 2010 dont 500.000 cas de démences de type Alzheimer. La frange d'âge concerne celle se situant au-delà de 79 ans même si on retrouve 8,7% de cas chez les personnes de 65 ans et plus, contre 17, 8% chez celles de 75 ans.

Ces données varient selon l'âge et le sexe. Par exemple, pour les sujets de 65 ans et plus, la prévalence est de 6,1% chez les hommes contre 8,9% chez les femmes. A l'inverse, la prévalence pour les personnes de 75 ans et plus est de 13% pour les hommes et de 20,5% pour les femmes. Il existe des facteurs de risques :

- l'âge ;
- le sexe où le risque est multiplié par 1,5 à 2 chez la femme ;
- la génétique : multipliée par 3 si le parent du 1er degré est atteint ;
- le faible niveau d'éducation, on évoque alors la notion de réserve cognitive et de plasticité cérébrale ;
- le facteur de risque vasculaire : (diabète, déficit en B12) ;
- le facteur hormonal (la THS, les hormones œstrogènes) ;
- l'alcool ;
- le tabac.

Dans la littérature, différentes formes cliniques sont déclinées, parmi lesquelles on retrouve :

- les démences dégénératives représentent environ 30 % des cas de démence (maladie d'Alzheimer, Parkinson, Pick ou Chorée de H). Il s'agit de groupe d'affections chroniques, de début insidieux, d'évolution progressive caractérisée par plusieurs types de lésion au niveau du système nerveux central :

* plaques séniles ;

* dégénérescence neurofibrillaire ;

* déficit cholinergique.

- les démences vasculaires représentent environ 20 % des cas ;

- les démences secondaires à une pathologie éventuellement curable, c'est le cas des démences d'origine toxique, post-traumatique, carentielle, métabolique ;

- les formes mixtes représentent 50 % des cas.

Il faut savoir que la démence survient généralement en l'absence de confusion mentale. Il s'agit d'un déficit acquis, ce qui est différent de l'arriération mentale. Pour étayer cette partie, il nous semble important d'insister sur trois types de démence : la démence de type Alzheimer, la démence fronto-temporale et la démence à corps de Lewy parce qu'elles sont celles que nous rencontrons dans notre pratique au quotidien. Nous nous limiterons ici à une description symptomatologique de ces différentes entités. L'exposé détaillé et approfondi des données étiopathologiques ne fait pas partie du cadre que nous avons choisi pour cet ouvrage.

La démence de type Alzheimer

Une maladie décrite en 1906 par un neuropathologiste allemand, Aloïs Alzheimer. Depuis les années 80, cette maladie est considérée comme la forme la plus fréquente des démences. Cette pathologie organique est assimilée à un modèle de maladie chronique. Le DSM IV et la CIM 10[53] décrivent les signes suivants :

- une évolution lentement progressive, à début insidieux ;
- des troubles mnésiques, en particulier de la mémoire antérograde avec un défaut d'encodage ainsi qu'une altération de la mémoire épisodique touchant surtout les faits récents, avant d'atteindre progressivement d'autres sphères de la mémoire (olfactive, visuelle, sémantique, de travail…) ;
- une désorientation temporo-spatiale ;
- une altération d'une ou plusieurs autres fonctions cognitives avec la triade : aphaso-apraxie-agnosie ;
- des symptômes altérant le fonctionnement social et professionnel du patient ;
- une phase pré-démentielle avec perte neuronale et synaptique ;
- une phase démentielle avec altération de plusieurs fonctions cognitives.

On distingue alors :

- les symptômes cognitifs et mnésiques, observés notamment lors de passation de tests ou au cours de scanner effectué pour détecter éventuellement les zones du cerveau lésées ;
- les symptômes non cognitifs du syndrome composés de symptômes psycho comportementaux et affectifs désignés sous le sigle S.S.C.P.D[54]. Ceux-ci concernent :

---

[53] - D.S.M. IV : Manuel diagnostique et statistique des troubles mentaux (version IV);
- C.I.M. X : Classification internationale des troubles mentaux et des troubles du comportement.
[54] Signes et symptômes comportementaux et psychologiques de la démence.

Les troubles du comportement

Ils sont caractérisés par l'anxiété et les manifestations dépressives. Le sujet éprouve un sentiment de vide, de solitude particulière. Cette anxiété peut être le reflet de la perte d'objets internes par rapport à l'avenir. Il pourrait également s'agir de manifestations réactionnelles à une prise de conscience fugace du déclin cognitif, en particulier lors de la mise en échec d'une activité. On observe ainsi un sujet en retrait social adoptant des conduites régressives comme des attitudes d'opposition, la fuite des contacts qui traduit parfois des conduites dépressives. A cela s'ajoute un grand sentiment d'insécurité en rapport avec une atteinte narcissique.

Les troubles de la personnalité

Ils se manifestent par une majoration des traits de caractère. Parmi eux nous avons :

- les comportements d'agitation : Ils se caractérisent par l'existence de comportements verbaux ou moteurs inadaptés.

Parmi les modalités cliniques, nous avons :

* des comportements stéréotypés ayant perdu leur intentionnalité (ranger, déranger, s'habiller, se déshabiller, aller constamment aux toilettes) ;

* des productions verbales itératives ;

* des piétinements incessants ;

* des déambulations stériles, des fugues ;

* une tasikinésie (incapacité de rester assis ou allongé) ;

* le syndrome de Godot[55].

En fin d'évolution, l'agitation peut prendre l'aspect de comportements et de vocalisations très élémentaires, répétitifs :

---

[55] Manifestation anxieuse qui consiste à suivre l'aidant dans tous ses déplacements.

action de pétrissage, de lissage et frottement des mains, de répétition de sons.

- les comportements d'agressivité :

* Les comportements sont physiques ou verbaux (injures, crachotements). Ils surviennent généralement en réaction à une mauvaise interprétation, d'une fausse perception de l'environnement ou parfois d'une incompréhension de la situation.

Les troubles psychotiques

Ils apparaissent généralement tardivement. Ils sont en corrélation avec le déclin cognitif. De même, ils sont souvent à l'origine de troubles du comportement et peuvent expliquer certaines attitudes de repli, de négativisme ou d'opposition plus caractérisées.

Trois types de troubles peuvent s'observer :

- les idées délirantes : Présentes dans 40% des cas.

Il s'agit de convictions erronées en rapport avec des éléments de la réalité. La thématique s'organise autour d'idées de vol, de préjudice, de jalousie ou parfois de préoccupations hypochondriaques ;

- les hallucinations (10 à 50% des cas). Elles s'intègrent dans les constructions délirantes. Hallucinations visuelles qui peuvent parfois évoquer la présence d'une personne décédée ou celle d'un animal ;

- les troubles de l'identification ou délire des sosies : Présents dans 1\3 des cas.

Cela va de l'erreur d'identification transitoire à la non-reconnaissance des proches ou de fausse reconnaissance de personnages vus à la télévision, la conviction qu'une personne décédée vit toujours ; la non-reconnaissance de son propre visage dans le miroir, des phénomènes de compagnon imaginaire.

- le délire de Capgras[56].

A ces troubles psychotiques s'ajoutent :

- des troubles sphinctériens ;
- des troubles des conduites alimentaires ;
- des troubles du sommeil ou de l'endormissement.

L'évolution de la maladie se fait en trois temps.

Dans un premier temps, les troubles mnésiques sont constants, l'altération des autres fonctions cognitives ne se révèle que par l'intermédiaire d'examens neuropsychologiques. L'anxiété et le syndrome dépressif sont également fréquents.

Dans un second temps, le trouble mnésique devient invalidant avec l'existence d'une désorientation temporo-spatiale. On observe le classique syndrome aphaso-apraxo-agnosique. Des troubles émotionnels sont fréquemment retrouvés, à type d'émoussement affectif ou de labilité émotionnelle brutale, d'hostilité et d'agressivité avec une traduction comportementale à type d'agitation. On peut observer aussi des troubles sphinctériens. Par ailleurs, l'autonomie du sujet est souvent altérée.

Dans le troisième temps, la mémoire est massivement perturbée, les capacités de langage sont extrêmement réduites, l'apraxie induit une dépendance sévère. Les troubles du comportement sont majeurs. L'incontinence urinaire est constante, l'incontinence fécale peut aussi être constatée. Les troubles de la marche sont possibles, associés à des chutes. L'inversion du cycle nycthéméral est fréquente, tout comme les troubles du comportement alimentaire avec amaigrissement important. Le patient est totalement dépendant pour tous les actes de la vie quotidienne, l'institutionnalisation devient souvent indispensable. La mort survient alors chez un sujet

---

[56] : Identification du sosie d'une personne familière (le délire s'observe au début de la maladie).

grabataire du fait de nombreuses complications ou d'une affection intercurrente.

Voici trois situations cliniques qui non seulement peuvent illustrer la question de la maladie d'Alzheimer mais inspirent des interrogations sur la prise en charge des patients déments.

Madame Y, 82 ans, a été hospitalisée suite à l'appel urgent du personnel de l'une des maisons de retraite de la Somme où elle réside depuis cinq ans après le décès de son mari. D'après les informations reçues, Madame Y aurait présenté des troubles de comportement : agressivité, instabilité, chutes incessantes, déambulation et pertes de convenances sociales. Dans le service, ce tableau fut confirmé. Madame Y est désorientée dans le temps et dans l'espace outre le fait qu'elle ne peut identifier les gens de son entourage, même ceux qui lui sont les plus familiers. Tantôt, elle se trouvait chez elle, tantôt elle réclamait la clef pour sortir, tantôt elle attendait un homme qui lui aurait fixé un rendez-vous. On ne pouvait avoir aucun dialogue avec elle en raison de la gravité des troubles cognitifs qui ne pouvaient faire l'objet d'une exploration d'autant plus que le déclin cognitif paraissait tellement évident. La mémoire antérograde et la mémoire rétrograde étaient fortement altérées. Le délire de capgras et le phénomène de Godot y étaient aussi présents. Madame Y a nécessité une surveillance accrue parce qu'elle pouvait se mettre en danger et aussi mettre en danger les autres patients. Devant un tel tableau, il a fallu procéder à une contention, la nuit comme le jour.

> Le second cas est celui de Madame CL, 82 ans, elle vit aussi en maison de retraite. Mère de 3 enfants, elle ne reçoit pratiquement aucune visite de ceux-ci. Elle est hospitalisée à la suite d'une agitation psychomotrice dénotant d'un syndrome dégénératif. Madame CL est désorientée dans le temps et dans l'espace, elle s'alimente peu et déambule constamment dans le service. Par ailleurs, elle met ses excréments partout jusque dans les chambres des autres patients. A peine que l'équipe lui a-t-elle fait la toilette, que dans les minutes qui suivent, elle se salit de nouveau avec ses excréments. La pathologie démentielle provoque à terme une régression vers des stades antérieurs. Ici, elle concerne le stade anal. Toutefois, ce qui est à mettre en évidence dans le cas de Madame CL, c'est le fait que malgré la pathologie qui altère les capacités d'élaboration de l'individu puisqu'elle touche la cognition dans toutes ses variantes, Madame CL mettait ses excréments en veillant qu'on ne puisse la surprendre. Cela confirme que l'acte était tout de même prémédité et procédait alors d'une élaboration. Serait-on devant une erreur de diagnostic en dépit des résultats du scanner qui valident l'hypothèse d'une démence ?
>
> Quel sens peut avoir l'acte d'exhiber les excréments chez cette patiente ?

A première vue, on pourrait avancer que c'est le désir d'exister qui passe par une espèce de provocation. En mettant ses selles partout, ou en offrant le « boudin fécal » (formulation utilisée par Freud), j'attire votre attention de mon existence, et comme vous savez que j'existe, vous vous occuperez bien de moi, comme vous le faites pour les autres. Il y a peut-être aussi à travers cette expression symptomatique, le désir d'un châtiment : « Je fais des bêtises, je serai puni, donc j'existe ». Il nous a été rapporté par l'un des infirmiers du service que lorsque nous essayons de la recadrer, il semblerait qu'elle s'y complaise comme si, le fait d'avoir été « rappelée à l'ordre » lui procurait une certaine « jouissance ». Cette observation rend aussi bien compte des phénomènes d'identité, de régression, de complexe d'Œdipe que nous avons évoqués antérieurement.

Enfin la troisième vignette clinique est celle de Madame Za, une patiente de 79 ans, qui en plus de problèmes somatiques divers, présente une pathologie démentielle très avancée. Le médecin coordonnateur qui nous l'a adressée évoque des troubles du comportement : agressivité sur autrui, instabilité psychomotrice, chutes récurrentes. La maison de retraite serait prête à la reprendre à condition que les troubles soient sédatés. Madame Za avait été placée par l'un de ses fils, à qui le juge avait accordé la curatelle. Cette décision du juge a entraîné des discordes au sein de la famille. Les trois autres enfants ont délaissé leur mère. Seul celui qui a la curatelle prend de ses nouvelles. Ses occupations professionnelles ne lui permettent pas de venir constamment lui rendre visite. Hormis ses enfants, Madame Za n'a plus aucun autre membre de sa famille, son mari étant décédé il y a une quinzaine d'années, de suites des complications cardiaques.

Avant d'arriver dans le service, la patiente était en hébergement dans un autre pavillon jusqu'au moment où une place s'est libérée. L'infirmière qui avait évalué Madame Za avait déjà mentionné dans son rapport qu'il s'agissait d'une patiente lourde dans le sens où elle était en perte quasi totale de ses capacités d'autonomie. Le médecin tout comme le cadre de santé du pavillon où elle était hospitalisée momentanément sollicitait constamment notre service pour que nous la prenions rapidement dès qu'une place se libérerait car la patiente leur paraissait très lourde. De plus, selon eux cette dernière ne relevait pas du profil des patients dont ils ont habituellement la charge. Nous avons fini par trouver une alternative qui a consisté à faire l'échange des patients. C'est-à-dire, ils ont été amenés à récupérer un patient jeune qui était en hébergement dans nos locaux en échange de Madame Za. C'est dans ces conditions que la patiente a été accueillie dans notre service.

> Malgré le traitement qui est administré depuis trois semaines, son état ne s'améliorait guère. De même ses chutes s'accroissaient au point qu'une mesure de contention a été appliquée.

Quels enseignements pouvons-nous alors tirer de ces trois cas ?

Le cas de mesdames Y, CL et Za sont trois parmi mille situations connues dans les services de Psychogériatrie, qui suscitent de nombreuses interrogations concernant la prise en charge de nos aînés.

Force nous est de constater que de plus en plus, nous avons affaire à des personnes âgées qui présentent en sus de pathologies somatiques, des tableaux démentiels qui finalement vont concerner plusieurs secteurs de la psychiatrie. Ceci fait que la notion de profil de patients ou la politique de sectorisation qui consiste entre autres à la « profilisation » de patients peut être sujette à caution parce que forcément en décalage avec les réalités démographiques. Dans le secteur de la psychiatrie générale, on se retrouve avec des vieux psychotiques qui présentent des troubles cognitifs. Pour ces patients, de plus en plus nombreux, attendre de les orienter dans des services dits de psychogériatrie parce qu'ils ont l'âge de 65 ans et plus, ne règle pas la question parce que les files d'attente sont très longues.

Autre élément de discussion, c'est la réalité sur le terrain concernant la possibilité de gestion des troubles de comportements liés à la pathologie démentielle. Des troubles où s'entremêlent les chutes, la perte de convenances sociales, l'agressivité…

Ces troubles peuvent induire des « effets d'épuisement » chez le personnel soignant notamment les infirmiers, surtout lorsque l'on sait qu'ils travaillent, le plus souvent avec des effectifs réduits, tandis que la population de patients ne cesse d'augmenter. Cette réalité peut générer ainsi des mécanismes contretransfériels qui peuvent compromettre la relation thérapeutique.

Il y a aussi à noter l'impact psychologique de ces troubles auprès des autres patients (dépressifs, démence légère...) qui perçoivent ces scènes, et à travers lesquelles ils peuvent se projeter en termes d'évolution de leur propre maladie et de leur vieillissement.

Au vu de ces réalités, nous pensons qu'en dépit des solutions qui relèvent des politiques, un travail rigoureux sur la clinique institutionnelle serait utile. Ce travail aurait le mérite d'anticiper les conflits générés par la prise en charge des patients dits lourds, de les comprendre pour enfin les désamorcer. Un travail similaire a déjà été initié dans notre service et les résultats observés sont très remarquables. En effet, outre les jeudis cliniques qui se font une fois dans le mois, qui consistent à des échanges cliniques et théoriques autour des thématiques diverses en lien avec la prise en charge de patients accueillis dans notre service, nous avons aussi institué une coutume qui consiste à permettre un temps d'écoute au cours duquel les infirmiers rendent compte de la manière dont ils gèrent et vivent la relation nouée avec les patients dits « lourds ». Ce temps permet à la fois « d'abréagir » la souffrance et aussi de mieux comprendre ce qui se joue dans l'expression pathologique de la démence et des troubles y afférents. Par ce biais, le personnel se trouve mieux armé. Ce genre de dispositif devrait ainsi être généralisé dans toutes les institutions qui prennent en charge des patients déments, ceci en vue de désamorcer les crises qui sont induites par la maladie. Cependant, il faut affirmer que ce dispositif est loin d'être applicable partout, dans la mesure où ce que l'on perçoit dans le contexte Occidental en termes de schémas thérapeutiques, de représentations sociales et de protocoles de prise en charge de la démence est très éloigné des autres continents.

En Afrique par exemple, non seulement les données statistiques en matière de démence sont vagues et presque peu exploitables, mais en même temps il existe peu d'études à ce sujet. Les trois études que nous avons pu trouver portent :

- pour la première sur la communauté Yoruba du Nigeria habitant aux États-Unis. Cette étude a conforté l'idée d'un faible taux de prévalence de cette maladie dans cette population alors que leur espérance de vie est assez élevée ;

- la deuxième est axée sur l'Ibadan, au Nigeria (pays le plus peuplé de d'Afrique avec environ 170 millions d'habitants). Cette étude confirme aussi les mêmes faiblesses de taux de démence dans cette communauté. Parmi les raisons qui sont évoquées figurent l'hypothèse génétique, notamment le rôle joué par le stress oxydant (DNA) dans le processus du système nerveux central contrant la démence dans cette population ;

- enfin, la troisième a été réalisée au Mali. Elle pointe essentiellement la prise en charge sociale et collective de la démence dans ce pays. Les résultats de cette étude peuvent être généralisés à l'ensemble du continent africain. D'après SIMAGA (2003)[57], la démence du patriarche fait l'objet d'un conseil de famille au cours duquel celui-ci continue à faire l'objet d'éloges. En cas de fugue, le patriarche est toujours ramené à la maison par une tierce personne issue parfois des villages environnants. Le dément garde tous ses droits de patriarche, mais également la liberté de mouvement. Grâce à cette prise en charge, au centre de laquelle se trouve l'aspect communautaire, la démence n'est plus considérée comme une maladie grave, handicapante ou ayant des incidences sur les aidants. D'ailleurs, pour certains, le sujet dément est presque « envié » car il a eu le temps de vieillir jusqu'à perdre sa tête. Cependant, cette prise en charge communautaire est souvent fonction de la réputation de la personne âgée avant la maladie et également de l'histoire familiale ; autrement dit, la représentation de la maladie et le traitement qui lui est consacré dépend de la réputation du patient avant que la maladie ne s'installe et si les malheurs de la famille ne lui ont pas été incriminés. Au cas où il aurait mauvaise réputation, cette maladie pourrait être considérée comme étant la conséquence de ses mauvais agissements ou parfois l'expression de la

---

[57] SIMAGA, A. (2003)., *La prise en charge de la démence au mali : différences et perspectives*, Mémoire DU « Maladie d'Alzheimer et démences apparentées », Université Paris XII.

diminution de ses puissances maléfiques. Plusieurs réactions peuvent être constatées :

- l'abandon du patient par la famille, le dément va donc errer jusqu'à parfois trouver la mort ;

- le dément subit des violences physiques surtout quand un décès vient frapper la famille. La communauté des jeunes se rue sur lui, le frappe jusqu'à ce parfois mort s'en suive.

C'est par exemple le cas de Monsieur P, 87 ans, il a été retrouvé dans la parcelle d'un voisin à 5h du matin en train de déambuler. Surpris, le propriétaire de la parcelle appelle ses enfants. Ceux-ci aidés d'autres voisins se précipitent sur Monsieur P, et le lapident à coups de cailloux. Le patient décédera des suites de blessures graves au niveau du crâne. Cette scène d'extrême violence fut presque banalisée du fait de son interprétation par l'entourage. Dans l'imaginaire collectif africain, la déambulation serait liée à l'échec de l'acte d'ensorcellement. Le voisin étant plus fort, Monsieur P n'a pu atteindre sa cible. Cette interprétation a suffi pour dédouaner les auteurs de violences, qui de plus, furent considérés comme des héros parce qu'ils auraient rendu la liberté aux enfants du défunt qui se sentaient victimes d'envoûtement de la part de leur père.

La démence fronto-temporale (DFT)

Les critères décrits par les écoles de Lund et Manchester (Brun 1994) indiquent :

- les troubles comportementaux touchant les pertes des convenances sociales, désinhibition, conduites stéréotypées ;

- les symptômes affectifs à type de dépression, de la labilité émotionnelle ou d'apathie.

- les troubles du langage marqués par une réduction du langage, des stéréotypies, des écholalies ;

- des signes physiques à type de troubles des conduites sphinctériennes, présence des réflexes archaïques. L'évaluation neuropsychologique privilégie plus les tests évaluant les fonctions cognitives exécutives. Les fluences verbales sont rapidement déficitaires, le test de mémoire verbale de Gröber et Buschke montre un déficit en rappel libre mais non à l'indiçage et l'épreuve de dénomination permet d'observer le manque des mots et des paraphasies sémantiques. A contrario, le M.M.S.E[58] reste non pathologique. La démence fronto-temporale concerne des sujets plus jeunes dont l'âge avoisine les 55 ans, avec une incidence familiale élevée de l'ordre de 50%. Le début est très insidieux. La durée moyenne d'évolution est de 8 ans.

La démence à Corps de Lewy (DCL)

Individualisée depuis 1996 (Mckeith), les éléments sémiologiques mettent en relief un déclin cognitif progressif, des troubles neurologiques, des manifestations neuropsychiatriques et une fluctuation des symptômes. Les troubles cognitifs vont principalement porter sur la mémoire de travail, avec un meilleur encodage que dans la maladie d'Alzheimer. Les stratégies de recherches complexes et les apprentissages, faisant intervenir les capacités visio-spatiales, sont également atteints. Ces signes peuvent être fluctuants, c'est pourquoi on se fonde sur un indice de variations supérieures ou égales à 5 points au MMSE dans une période de 6 mois. Le principal signe neurologique retrouvé est un syndrome extrapyramidal s'exprimant par une hypertonie et une akinésie, le tremblement de repos se rencontrant moins fréquemment. La conférence de consensus de 1996 stipulait que les troubles cognitifs devaient suivre les troubles moteurs de moins d'un an, sinon le diagnostic de démence au décours d'une maladie de Parkinson devait être posé.

---

[58] Mini mental status de Folestein est un test d'évaluation des fonctions cognitives.

Les manifestations psychiatriques sont principalement des hallucinations visuelles à type de zoopsie ou de visions anthropomorphiques, non anxiogènes et critiquées par le patient. Les épisodes confusionnels sans un facteur déclenchant et les idées délirantes systématisées à thématique persécutive peuvent être retrouvées. Comme dans la maladie de Parkinson, les épisodes dépressifs sont présents chez 40% des patients. Les fluctuations des symptômes avec en particulier des variations franches de l'attention et de la vigilance sont caractéristiques de la démence à corps de Lewy, tout comme la mauvaise tolérance aux neuroleptiques, aggravant les signes moteurs extrapyramidaux.

Délire dans la psychose et/ou dans la démence

La question du délire doit être appréhendée, entre autres, à partir des déterminismes sociaux et historiques de chaque société. C'est une question qui demeure lancinante de nos jours en ce qu'elle continue à poser la problématique de la frontière entre le normal et le pathologique par rapport à chaque culture. Car, ce qui est considéré comme délirant dans un registre culturel donné, ne l'est pas forcément ailleurs. En effet, en fonction de l'histoire d'une société et de sa culture, le délire peut se retrouver dans les notions de fantasme, d'art, de religion, de représentations culturelles. Dans cette perspective, le délire est défini comme une pensée. Et en tant que pensée, il est considéré comme une création perçue en tant que telle par l'artiste et une révélation émanant de son Moi.

En Afrique, les sujets chez qui se sont révélés des dons de prophétie énoncent souvent des propos qui peuvent être considérés comme délirants dans d'autres contextes.

Aussi, l'histoire en Occident nous montre que les différentes mutations qui ont conduit à l'essor de la médecine psychiatrique depuis la période de l'Antiquité gréco-romaine jusqu'au $19^{\text{ème}}$ siècle ont été fortement dominées par les représentations culturelles qui ont ponctué chaque époque. De ce point de vue, la question du délire en particulier et de la maladie mentale en général n'a pas été exempte de remaniements dus aux bouleversements socioculturels.

Si délire vient du terme *délirare* signifiant sortir du sillon, nous devons admettre par conséquent, que chaque culture a son sillon, c'est-à-dire, elle a ses repères auxquels chaque membre de cette société se réfère pour juger de ce qui est normal ou de ce qu'il ne l'est pas. Au-delà de cette remarque, signalons que le délire est généralement défini comme un ensemble d'idées erronées qui sont en opposition avec la réalité et auxquelles le sujet croit.

Dans la littérature psychiatrique, le délire a toujours été cautionné comme symptôme faisant partie des psychoses. D'ailleurs, dans le dictionnaire fondamental de la psychologie, il est défini comme « psychose liée à une organisation psychopathologique de la personnalité et de son rapport à la réalité, généralement durable, se manifestant par des troubles de la perception et la production d'idées délirantes ». Mais, tout délire ne signe pas forcément la présence d'une psychose. C'est le cas du délire d'identification que présentent certains sujets déments. Parfois, on retrouve d'emblée des sujets présentant une structure psychotique dans laquelle vient s'incruster la démence. C'est là, où il y a nécessité de bien connaître la structure de la personnalité du sujet dément.

Cette notion de structure mérite qu'on s'y attarde, mais avant tout, des précisions doivent être apportées sur la notion de délire.

D'un point de vue psychanalytique, Freud (1936) présente le délire en termes de remaniement de la réalité, mais aussi comme une tentative de guérison, de reconstruction du sujet. Les conditions d'apparition de celui-ci procèdent d'un mécanisme commun à la névrose et à la psychose. Le délire occupe ici la fonction d'un mécanisme défensif qui se déploie par ses thèmes et ses mécanismes, son degré de systématisation et d'extension ainsi que la participation de l'expression émotive du sujet délirant.

* Les thèmes du délire : il existe différents thèmes ou idées sur lesquels le délire se développe :

- les idées délirantes d'influence : les pensées, actions, actes ou sensations sont imposées par une force ou une volonté extérieure qui influence le patient ;

- les idées de persécution : le patient est attaqué, trompé ou harcelé par une personne précise ou non désignée ;

- les idées de grandeur (mégalomaniaque) : le délirant a un sentiment exagéré de son importance, de son pouvoir ou de son identité ;

- les idées de jalousie ;

- les idées de référence : le patient est l'objet de l'intérêt des autres, les personnes de l'environnement immédiat prennent une signification négative se rapportant à lui ;

- les idées hypocondriaques : elles concernent le mauvais fonctionnement du corps et l'existence de maladies ;

- les idées délirantes de négation : une partie de soi ou des autres n'existe plus ;

- les idées érotomaniaques : croyances irréelles d'être aimé par une personne précise ;

- les idées délirantes mystiques ou religieuses ;

* Les mécanismes du délire : Ce sont les moyens par lesquels le délire se construit :

- l'intuition : idée délirante s'imposant brutalement sans logique, ni vérification ;

- l'imagination : le sujet construit des situations ou événements enrichis au gré des évocations ;

- l'interprétation : explication fausse d'un élément de la réalité ;

- l'hallucination : perception sans objet à percevoir ;

- l'illusion : le sujet organise le délire à partir d'une perception réelle mais transformée ;

* Le degré de systématisation : le délire est systématisé lorsqu'il a un développement cohérent et ordonné. Il est polymorphe lorsqu'il y a multiplicité des thèmes et des mécanismes.

* L'extension : le délire peut concerner une partie de la vie du sujet (délire en secteur) ou s'étendre sur plusieurs secteurs de la vie du sujet (délires en réseaux).

* La participation émotionnelle : le sujet peut adhérer fortement aux idées délirantes et ressentir des émotions qui vont dans le même sens ou être en décalage avec ces idées.

Du côté de la médecine psychiatrique où dominent les notions de soins, de guérison, de pathologie, le délire peut désigner une perte d'harmonie avec le monde ambiant.

Il s'agit d'un désordre de la pensée qui peut être perçu comme une reconstruction particulière du réel. C'est un état psychique plus ou moins durable qui se rencontre dans les maladies mentales, les maladies infectieuses ou les intoxications. Il peut aussi désigner un symptôme qui peut entrevoir un moyen de combler un vide. Ici, le soignant est confronté à la souffrance et à l'être délirant. Souffrance à laquelle il devra donner un sens à partir de ce qu'il connaît de l'histoire du sujet, de sa culture. Le délire apparaît aussi comme une expérience que vit le sujet, à laquelle il adhère avec une conviction inébranlable.

La nomenclature psychiatrique distingue plusieurs types de délire :

- les délires aigus : d'apparition soudaine, brutale. Ils présentent un tableau riche et polymorphe du point de vue des thèmes et des mécanismes, mais provisoire. Ils peuvent survenir dans certaines affections :

Les affections somatiques à forme psychiatrique.

- les affections cérébrales organiques (tumeur cérébrale, troubles vasculaires, épilepsie)
- les affections générales (fièvre par infection ou forte grippe)

- les intoxications aiguës (par prise de médicaments ou par inhalation accidentelle.

Ces affections somatiques peuvent plonger le sujet dans un état de confusion mentale.

Les affections psychiatriques non psychotiques

Les délires sont souvent observés dans les cas de psychose puerpérale, d'hypocondrie aiguë.

Dans le champ de la psychiatrie et de la psychopathologie, une des entités nosographiques qui illustre bien le caractère aigu du délire est la bouffée délirante aiguë.

C'est une entité surtout individualisée dans la nosographie française. Elle correspond en tout cas à une réalité clinique, à la survenue brusque, soudaine d'un état délirant aigu plus ou moins rapidement et totalement résolu, touchant les sujets jeunes qui jusque-là ne présentaient aucun signe avant-coureur (prodromes).

La bouffée délirante aiguë est globale et touche tous les aspects de la personnalité. Le sujet adhère alors totalement à son délire. On peut noter une désorientation temporo-spatiale dans le même temps et l'oubli une fois le délire fini. La bouffée délirante aiguë est une atteinte superficielle qui n'altère pas la structure interne. L'évolution est globalement favorable sauf possibilité de récidive sur le même mode d'aggravation. Notons que l'aggravation tend à prouver a posteriori que le diagnostic de bouffée délirante aiguë n'était pas approprié ; il pourrait alors s'agir d'une porte d'entrée vers un début de schizophrénie ou d'une confusion mentale quand le sujet a environ 40 ans ou plus, en même temps qu'un autre diagnostic différentiel doit être fait avec la démence.

Par ailleurs, le délire peut prendre un caractère chronique dans des expressions dites de psychoses chroniques : schizophrénie, psychose maniaco-dépressive ou psychose circulaire (pôle mélancolique et maniaque), psychose paranoïaque, psychose hallucinatoire chronique.

Ici ce qui importe, c'est le temps et aussi la manière dont le délire est construit, institué et infiltré dans la personnalité du patient. On pourrait citer :

- les délires systématisés ou paranoïaques qui se caractérisent par un discours organisé tant sur le plan de la clarté que de la cohérence, et s'exprimant sous forme :

* de revendication avec des thèmes de préjudice et d'injustice.

* d'un délire passionnel : délire érotomaniaque, délire de jalousie et délire sensitif, désignés sous la forme de délire de Kretschmer.

* d'un délire d'interprétation avec décryptage quasi systématique de tous les signes extérieurs et intérieurs (délire de filiation).

- des délires systématisés partiels, touchant un secteur bien limité de la personnalité du sujet. C'est le cas, entre autres de :

* la Psychose Hallucinatoire Chronique : le sujet hallucine dans un secteur sensoriel. Le délire peut alors rester enkysté ou s'aggraver.

* la Paraphrénie ou délire fantastique : il s'agit de conviction absurde et de construction d'idées polymorphes et riches. Dans ce type de délire, il y a risque d'aggravation et de désagrégation du délire pour se rapprocher de la schizophrénie.

- les délires non systématisés ou paranoïdes.

Ce sont des délires flous, ambigus, polymorphes sans cohérence. On les retrouve dans la schizophrénie.

Toutefois, nous devons préciser que, quelle que soit la forme systématisée ou non systématisée du délire, ce qui fait le trait d'union de tous les délires, c'est la question de la perte de la réalité. Celle-ci vient signifier la structure de personnalité du sujet qui entretient le délire. Autrement dit, on ne peut pas parler de délire sans avoir mentionné, avant toute observation, la structure psychique de laquelle il résulte.

Dans « les nouvelles conférences sur la psychanalyse », Freud (1936) compare la structure psychique à un bloc de cristal. Il utilise la métaphore du cristal pour définir la notion de structure. En effet, pour lui, la structure psychique est déterminée au préalable de façon originale et immuable. A l'origine, le psychisme individuel se constitue à partir des premiers moments de la vie, du mode de relation aux parents, des frustrations, des traumatismes et des conflits rencontrés. Partant de là, le psychisme individuel s'organise et se cristallise. On aboutit ainsi à une véritable structure stable dont les deux modèles sont représentés par la structure névrotique et la structure psychotique.

Tant qu'un sujet répondant à l'une ou l'autre structure n'est pas soumis à de trop fortes épreuves intérieures ou extérieures, à des traumatismes affectifs, à des frustrations ou des conflits trop intenses, il ne sera pas « malade » pour autant. Si à la suite d'un évènement quelconque, le « cristal vient à se briser », le sujet de structure névrotique développera une névrose et le sujet de structure psychotique développera une psychose.

La stabilité des structures implique l'impossibilité de passer d'une structure névrotique à une structure psychotique à partir du moment où le Moi est organisé dans un sens ou dans l'autre. Dans la structure névrotique le Moi s'organise autour du génital et de l'Œdipe. Le conflit se situe entre le Moi et les pulsions. Le refoulement domine comme mécanisme de défense et les processus secondaires sont ici déterminants par rapport aux processus primaires[59].

---

[59] Il existe deux modes de fonctionnement du psychisme tel qu'il est décrit par Freud : celui des processus primaires et celui des processus secondaires (on peut les désigner au pluriel ou au singulier).
Cette opposition correspond à deux modalités de circulation de l'énergie psychique : libre et liée.
Dans le cas des processus primaires, l'énergie s'écoule librement dans le but d'une décharge par les voies les plus courtes. Ces processus sont inconscients et déterminés par le principe de plaisir. Leur but est la recherche de satisfaction.
Les processus secondaires sont conscients et déterminés par le principe de réalité. On utilise alors des voies détournées pour satisfaire son désir.

Tandis que dans la structure psychotique, outre le déni qui porte sur une partie de la réalité, la libido narcissique domine et les processus primaires l'emportent sur les processus secondaires. L'objet est fortement investi (fusionnel) et les mécanismes de défense sont archaïques et coûteux pour le Moi.

En psychopathologie, il n'existe pas que la structure névrotique et la structure psychotique. Une autre organisation occupe une place intermédiaire entre les deux premières. Il s'agit de l'organisation état limite spécifique qui se présente comme une organisation plus fragile que les deux autres structures. Elle est non fixe et irréversible. Ce qui est déterminant dans cette structure, c'est l'Idéal du Moi, un choix d'objet anaclitique ainsi que l'existence d'un type libidinal narcissique sans Surmoi complètement constitué.

Monsieur P est un patient de 60 ans hospitalisé pour troubles du comportement axés sur l'agressivité physique et verbale, ceci dans un contexte de démence. Il est divorcé et il a un fils.

Dans ses antécédents médicaux, il ressort qu'il a été suivi pendant plusieurs années pour une mélancolie. Au début du premier entretien, le patient s'empresse de demander le motif de la rencontre parce qu'il était surpris que nous lui proposions un entretien ; il ne se considère pas comme un sujet intéressant pour les autres. De plus, il dit avoir des germes qui sont persistants, résistants à tout traitement. Ces germes font de lui un pestiféré. Il est mis à l'écart et on ne lui dit pas bonjour en lui tendant la main. Pendant l'entretien le patient n'a cessé de demander avec insistance pourquoi nous souhaitions le rencontrer et en quoi il pouvait avoir de l'intérêt pour nous.

Sources : Jean Laplanche - Jean-Bertrand Pontalis, "Vocabulaire de la psychanalyse", Paris, 1967, éd. 2004 PUF.

Au fur et à mesure de l'entretien, le sujet a manifesté des signes d'affaiblissement physique et de ralentissement moteur (fatigue, somnolence) ; il devenait moins attentif malgré son ancrage dans la réalité. Nous décidâmes donc d'arrêter l'entretien et de le raccompagner. Pendant les entretiens qui ont suivi, Monsieur P évoquait que le fait de ne pas recevoir les visites de son épouse lui provoque un grand sentiment de vide et de solitude ; cela se manifestait par moments, par des accès de colère et des comportements d'agressivité envers l'épouse dont il percevait l'absence comme un abandon. On percevait parfois dans son discours une grande souffrance et une douleur morale. Par ailleurs, le sujet se plaignait à quelques occasions d'oublis et de troubles mnésiques, notamment sur des éléments de sa vie qui semblaient lui échapper (date, lieux, circonstances) ou qui lui paraissaient confus, flous. Cela s'accompagnait de ruminations morbides et d'obsessions qui traduisaient, en quelque sorte une anxiété manifeste chez lui.

En clair, le tableau clinique de Monsieur P se résume comme suit :

- des éléments mélancoliques en rapport avec une problématique de deuil ; en effet, l'absence de l'épouse et du fils provoque un vide immense, une tristesse et une solitude intenses. Cela réactive une angoisse d'abandon. Parmi ces symptômes mélancoliques, nous observons des éléments de dépréciation et de dévalorisation chez ce sujet (« *j'ai des germes résistants à tout traitement... je ne suis intéressant pour personne* ») ;

- un ralentissement psychomoteur (fatigue, somnolence) ;

- des ruminations morbides en rapport avec des préoccupations obsessionnelles (un sentiment de doute permanent sur la question de son statut socioprofessionnel ; l'idée obsédante était centrée sur les raisons de sa séparation avec son épouse alors que cette dernière était décédée).

Dans le même temps, le sujet réagissait sur un mode persécutoire ; il se posait en victime ayant subi un préjudice moral de la part de l'épouse qui l'aurait abandonné.

Ce sentiment d'abandon laissait parfois place à des manifestations de colère et d'agressivité à l'égard de l'épouse (pulsions agressives). Ceci nous amène à poser l'hypothèse suivante : serions-nous en face de la réactualisation d'une problématique de deuil avec la mère ?

Ces éléments laissent supposer l'existence chez le sujet d'une problématique de deuil difficile à élaborer. On pourrait penser que la séparation et l'absence de l'objet externe génèrent une souffrance et une douleur morale.

- on relève également dans le discours du patient des oublis et autres troubles mnésiques (certains éléments de vie tels que les dates, lieux, circonstances lui échappent ou lui paraissent confus, flous). De même, certaines informations relatives à des épisodes de vie sont difficiles à récupérer, à fixer ou à évoquer. Ce qui ne laisse pas indifférent le sujet qui, dans une prise de conscience fugace, réalise ses pertes cognitives et mnésiques ; pertes qui se manifestent par l'existence des symptômes suivants :

- amnésie d'évocation (incapacité de se remémorer une information qui a été normalement fixée)

- des troubles du jugement et de la concentration

- une désorientation temporo-spatiale ; le sujet semblait tantôt se trouver entre deux villes (Daours et Amiens), tantôt il se trouvait sur son lieu de travail.

- un délire d'identification de Serieux et Capgras. Des faits ont été rapportés par les infirmiers, comme quoi, le sujet aurait confondu certains employés à des personnes familières, connues par lui, en les nommant par leurs prénoms.

A cela s'ajoute un grand sentiment d'insécurité en rapport avec une atteinte narcissique, une douleur morale générée par l'absence de l'épouse, une dépréciation et un sentiment de dévalorisation qui traduisent l'apparition d'une angoisse réactivant ainsi la problématique des pertes archaïques sur le versant symbolique et fantasmatique.

Cette réalité s'exprime aussi à travers sa tentative de reconstruction de son histoire et de son identité ; le sujet a été amené à construire une néo-réalité qui s'apparente à un délire non systématisé. Dans ce délire, le sujet a la conviction d'être un homme marié, il a un fils de 10 ans qui vit avec sa mère et continue à exercer son emploi. Ce cas clinique illustre bien la structure psychotique dans laquelle se sont incrustés des troubles démentiels de type dégénératif.

Monsieur G a 76 ans, il est hospitalisé pour troubles de comportements : agitation psychomotrice, hétéro-agressivité, ceci dans un contexte de troubles dégénératifs constatés par la famille depuis environ 10 ans. Les premiers jours qui ont suivi son hospitalisation, Monsieur G était difficilement « contenable » par l'équipe infirmière d'autant qu'il voulait lui aussi prendre part aux soins. Il fut un jour persuadé qu'il était encore en train d'exercer la médecine, car ce dernier était médecin. Il prit un patient qui était en fauteuil roulant, le fit entrer dans la cuisine en vue de l'examiner, quelques temps après, il interpella les infirmiers en leur annonçant que son patient était décédé car il n'a pu intervenir au moment opportun. Cet épisode avait suffit pour confirmer les troubles cognitifs même si des tests psychométriques ont été effectués, dont les résultats révèlent :

- sur le plan de la mémoire : un déficit cognitif important touchant de façon plus prononcée à la fois la mémoire et la mémoire rétrograde. On note une difficulté d'encodage et de restitution des informations récentes, attestée par les épreuves de Folstein qui sont à 20/30 et le test des cinq mots à 5/10, plus précisément 2/5 avant indiçage et 3/5 après indiçage avec quelques persévérations dans les réponses.

- sur le plan de la pensée : on note une tachypsychie avec trouble de la concentration et de l'attention ;

- une altération plus temporelle que spatiale malgré le test de l'horloge qui a semblé correct ;

- l'échelle de dépression montre un score inférieur à 4, ce qui dénote la présence d'un fond anxiogène, qui est d'ailleurs apparu lors de nos différentes rencontres, car Monsieur G avait pendant ses moments de lucidité, connaissance de la dégradation de ses troubles, qu'il avait du mal à accepter sur le plan narcissique. Lors des séances de groupe de parole, Monsieur G confondait le nom de son fils avec celui de son père, et parfois il évoquait son père alors qu'il s'agissait de son fils : « mon père m'a enfermé ici, je ne sais pas ce que je lui ai fait ... il s'occupe de mes papiers pour que j'aille vivre dans une résidence de vieillards ». A travers ces extraits de phrases, on note à la fois un délire de persécution avec des mécanismes imaginatifs et interprétatifs ; ceci accompagné du phénomène de complexe d'Œdipe inversé. Le discours délirant d'après la famille date de longtemps et s'inscrit dans une personnalité décrite comme psychorigide et mégalomaniaque. « Monsieur G n'avait pas bon caractère, et il était assez sévère, sa profession passait avant toute chose », nous déclare la famille.

Nous avons là aussi l'exemple typique d'une structure de personnalité d'envergure psychotique dans laquelle est venue s'installer une pathologie dégénérative.

Les rencontres que nous avons eues avec Monsieur G nous ont amené à penser un travail psychothérapeutique dans le cadre d'un projet d'accompagnement en maison de retraite tout en veillant à ce que ses assises narcissiques ne s'écroulent. Monsieur G insistait, à moult reprises, sur son statut d'ancien médecin qu'il continuait à idéaliser.

La reconnaissance de ce statut malgré son état de santé devrait absolument être prise en compte parce que cela constitue et a constitué la grande partie de sa vie. Ainsi, il s'attendait aussi de la part de l'équipe de ne pas être logé à la même enseigne que tous les autres patients. D'ailleurs pour s'en rendre compte, Monsieur G s'est effondré en larmes quand on lui annonce son transfert dans une chambre double, car depuis son entrée il est dans une chambre individuelle. Cette situation a ainsi eu une incidence psychologique sur le patient, incidence qui a assurément nuit au travail psychologique amorcé et également à la relation de confiance déjà établie. Cette relation de confiance avait entre autres comme levier la reconnaissance de son statut de médecin. Il était absolument difficile de faire autrement vu le nombre de lits très limité et la demande exponentielle des patients en crise. En dépit du travail conséquent fourni par les infirmiers auprès de ces patients, ce sempiternel problème de manque de lits relève de la responsabilité des pouvoirs publics et des politiques globales en matière de prise en charge de nos aînés.

Madame PH est une patiente de 68 ans, vivant seule sans enfants. Elle fut adressée par son médecin traitant suite à un état d'incurie à domicile constaté depuis environ 6 mois et une dépendance à l'alcool de plus en plus accrue. Le contexte familial est assez pauvre ; la patiente a peu de contact avec son unique frère.

Dans le service, la patiente présente une apparence presque correcte ; on ne note pas de troubles du comportement, elle participe régulièrement aux activités du service.

En revanche, dès nos premiers entretiens, nous avons constaté un déficit cognitif important qu'il nous a semblé nécessaire d'explorer. Ainsi, il est apparu lors du bilan : un MMS à 16/30 ; un test de l'horloge perturbé ; un test de Grôbber à 4/10 ; une fluence verbale et catégorielle déficitaire ; le test de dénomination oral à 46/80 ; une altération aussi bien temporelle que spatiale ; la B.E.C à 36/96 et une échelle de dépression (GDS) inférieure à 4. Globalement ces résultats confirment très bien la dégradation cognitive, mais que la patience semble dissimuler par des aménagements défensifs d'ordre psychotique en l'occurrence le déni de la réalité.

Ce déni est souvent accompagné par un délire de persécution : « mon frère veut me tuer, il est contre moi…le médecin est en complicité avec lui, ils se sont ligués contre moi ».

Malgré son apparence, Madame PH nécessitait une aide à la toilette car n'étant pas capable de se laver convenablement.

Le projet du service a consisté à proposer à la patiente, d'un commun accord avec le frère, un hébergement en maison de retraite et le suivi d'une cure de désintoxication dans un centre approprié. Malgré une petite adhésion concernant le suivi de la cure de désintoxication, Madame PH a opposé un refus catégorique au projet pour la maison de retraite. Elle disait être mieux chez elle, parce qu'elle se sentait encore apte à préparer ses repas. Ce qui était contredit par les résultats du bilan cognitif. De même, malgré le refus d'aller en maison de retraite,

Madame PH ne demandait pas sa sortie, d'ailleurs elle ne réclamait absolument rien.

Sur le plan thymique, elle passait souvent de la joie à la tristesse ou de la colère à la joie.

Devant ce tableau, comme tant d'autres du même type, il est souvent difficile voire quasiment impossible de solliciter l'adhésion de la patiente au projet dès lors que les capacités de symbolisation et de mentalisation sont déficitaires. C'est pourquoi un travail de partenariat avec plusieurs intervenants et la famille est forcément nécessaire. Encore faut-il que cette famille soit présente. Ce qui n'est pas souvent le cas, car on a affaire à un contexte où les relations familiales sont souvent conflictuelles et le tissu familial de plus en plus rétréci.

Monsieur V est un patient de 74 ans, il est admis pour un syndrome dépressif dans un contexte de troubles dégénératifs légers après avoir été hospitalisé en médecine générale pour un problème de colon et d'incontinence urinaire. Marié, père d'une enfant, le patient a toujours, d'après son entourage, consacré sa vie durant à travailler. Les troubles ont commencé au moment où Monsieur V a constaté que son autonomie se réduisait progressivement, qu'il ne travaillait plus à sa guise et qu'il se fatiguait constamment. Surtout, il avait du mal à supporter que sa fille et son beau-frère lui proposent leur aide quand il n'arrivait plus à finir une activité qu'il avait commencée. Dès lors, Monsieur V se repliait sur lui-même, s'alimentait peu, et communiquait peu, voire presque plus.

Lors de son hospitalisation dans notre service, Monsieur V paraissait très effacé, il voulait constamment rester dans sa chambre. Sa démarche est lente, très ralentie ; il se plaignait de ne pas aller à la selle. Nos entretiens avec Monsieur V ont permis de déceler une angoisse massive par rapport à la question du vieillissement avec pour toile de fond la problématique du corps et de l'estime de Soi.

Monsieur V accepte mal son corps qui vieillit et également la perte de ses capacités d'autonomie. Parallèlement à cette problématique se trouve manifestée une angoisse de la mort réactivée par les deuils successifs connus dans sa famille, particulièrement celui de son frère qui est décédé d'un cancer. Il a fallu lui garantir, tout au long de nos rencontres, d'un espace empathique et contenant lui permettant de délier les maux avec ses mots tout en lui assurant aussi la garantie de la permanence d'une relation de confiance.

Ce dispositif tel que défini, a permis au fil du temps à remobiliser les potentialités narcissiques atteintes et les étayages possibles lui permettant ainsi de donner sens à sa vie ; sens qu'il semblait perdre, car voulant mettre fin à sa vie.

> A peine, que l'état de Monsieur V semblait-il s'améliorer, que la famille ne supportait plus son hospitalisation. « Je crois que mon mari ira mieux quand il sera à la maison... ( ) Mon père ne va plus à la selle, je crois que cela est dû au fait qu'il ne supporte plus son hospitalisation… renchérit la fille.
>
> Les jours qui ont suivi, la famille a demandé la sortie. La date de la sortie lui fut ainsi annoncée le matin. Dans l'après-midi Monsieur V lors de la séance de groupe de parole a présenté un discours délirant dans lequel la thématique de persécution a occupé toute la place : « il y a des gens qui veulent m'envoûter, ils veulent me tuer », le lendemain, jour prévu pour sa sortie, le patient a refusé ni de s'alimenter, ni de prendre ses médicaments. La sortie fut alors annulée devant ce tableau qui prenait l'allure d'une psychose mélancolique. Que s'est-il donc passé ?

Probablement, nous avions affaire à une structure psychotique latente dont la symptomatologie ne s'était pas encore bien manifestée, ce qui nous amène à prendre en compte la question du temps dans la formulation d'un réel diagnostic dans le domaine de la psychiatrie. Il est à noter de ce point de vue que le temps en médecine générale n'est pas forcément le même qu'en psychiatrie. D'ailleurs, à ce titre, nous pouvons avancer que parfois plusieurs mois sont nécessaires pour établir un véritable diagnostic.

Un autre élément qu'il va falloir prendre en compte, est la dynamique familiale et le contexte de l'annonce de la sortie. Que s'est- il donc joué quand la fille a annoncé à son père que ce dernier était sortant, y aurait-il des non-dits qui auraient mérité d'être explorés ? En quoi la question de l'annonce vient sensibiliser des symptômes, qui ne sont entre autres que des rejetons de l'inconscient ? Pour tenter d'élucider ces questions, nous avons ainsi engagé un travail psychothérapeutique dans lequel la famille s'est fortement impliquée en vue de mieux explorer à la fois les facteurs étiopathogéniques et de définir une stratégie thérapeutique prenant en compte l'unicité et la singularité du patient.

De tels cas, comme d'ailleurs l'ensemble des situations qui suscitent la rencontre clinique, doivent inspirer une approche compréhensive et intégrative qui prend en compte le contexte socio-familial d'émergence des troubles, les différents deuils connus et le potentiel psychique du patient à les élaborer, ainsi que la place des aménagements défensifs dans l'économie psychique du patient. Aussi, s'agit-il de procéder à un réel diagnostic différentiel et de ne pas enfermer le sujet dans sa maladie, mais de l'aider à retrouver son identité en potentialisant ses capacités restantes.

Toutefois, un point d'orgue doit être mis sur la culture, sans forcément prétendre à un culturalisme rigide. En effet, prendre en compte la culture du patient nous paraît être un levier incontournable en psychopathologie ou en psychiatrie, car c'est à partir des rites, des mythes et des symboles culturels que les symptômes de la maladie sont signifiés et interprétés par l'entremise d'un discours qui n'est pas forcément décodable par celui qui ne partage pas l'univers du sujet. Cette réalité impose de fait une véritable décentration par rapport aux schémas occidentaux hautement privilégiés selon un ordre de préséance dans la compréhension et l'éradication des troubles psychiques, schémas fussent-ils malgré tout pertinents. Par ailleurs, il est à noter que si la démence en Afrique souffre d'un réel traitement médical, social, politique et économique dans l'appréhension du phénomène, c'est parce qu'elle est fortement rattachée à une étiologie communautaire reposant principalement sur une approche persécutoire mêlant à la fois l'envoûtement et la sorcellerie.

Ainsi, pour le clinicien, il y aurait peut-être à envisager une approche complémentariste qui prend en compte à la fois les éléments objectivés de l'édifice occidental en termes de sémiologie et de diagnostic et, en même temps qui intègre l'univers de sens et la grille d'interprétation du sujet. Car même si d'un point de vue symptomatologique le sujet dément ou psychotique africain n'est pas différent du sujet dément ou psychotique occidental, ce qui change, au contraire, ce sont les manières dont les symptômes sont signifiés et traités. Par conséquent, c'est peut-être sur le plan sémiologique ou symptomatologique que la notion d'invariance du vieillissement dit pathologique pourrait avoir toute sa pertinence en termes de portée universelle, mais pas au niveau de l'interprétation de la maladie qui est sous-tendue par les représentations culturelles de chaque société. En formulant les choses de cette manière, une interrogation subsidiaire pourrait être avancée : le DSM et la CIM qui servent de référentiel en matière de nomenclature nosographique n'ont-ils pas été élaborés à partir d'un échantillon occidental ou ne sont-ils pas éthnocentrés ?

Chapitre 3

Vieillesse- Mort en Occident et dans la civilisation africaine

Au cours de la vieillesse, chaque défectuosité physique est souvent ressentie dans les cultures occidentales comme un arrêt. De plus, l'arrêt d'une partie du corps est souvent perçu comme la suspension totale des fonctions de l'organisme. En effet, quels que soient les progrès médicaux qui permettent de reculer l'âge de la mort, celle-ci apparaît comme inéluctable. Chaque sujet vieillissant sait que pour lui la mort est proche. En revanche, vieillesse et mort sont ressenties et assumées de façon différente selon les univers culturels. Le vieillard honoré en Afrique, se voit presque rejeté en Occident. Voyons donc en quels termes se posent ces spécificités.

Vieillesse et mort en Occident

Vieillesse et mort

Comme pour beaucoup de phénomènes, le vieillissement et la mort ont subi d'énormes évolutions au cours du temps. Autrefois, à partir de cinquante ans, l'homme était déjà considéré comme un vieillard. Il était l'objet des moqueries de la part des personnes jeunes. Son activité ralentissait. Il se retirait de la vie active ; il connaissait la mort sociale avant de connaître la mort biologique. Au XVIIe siècle, l'homme âgé voit son existence transformée compte tenu des conditions de vie qui deviennent meilleures et des progrès de plus en plus salutaires sur le plan de la médecine. Certaines personnes âgées peuvent ainsi continuer à être créatives jusqu'au jour de leur mort. C'est le cas de « l'homme de cabinet ou de l'homme politique » qui voit l'importance de son rôle croître avec les années. L'espérance de vie va aussi en s'accroissant, on assiste à un vieillissement plus accru de la population. En revanche, l'idéologie actuelle privilégie le profit et la rentabilité. Ce qui forcément disqualifie certaines personnes âgées, qui sont considérées comme inutiles, du fait de leur improductivité. S'ensuit alors une mort sociale avec le changement de logement, la disparition des proches ou même d'un animal de compagnie. Comme l'affirme Louis-Vincent Thomas (1978), la vieillesse est bien l'expression de la mort en train de se faire, de la mort déjà là. Ainsi la mort, comme d'autres phénomènes, est un indicateur à partir duquel se révèle le fonctionnement des sociétés. A cet égard on peut accéder aux moyens et attitudes que les individus adoptent face à la mort et aux mourants. Autrement dit, la simple observation de ce qui se dit et se fait autour du mourant permet une lecture anthropologique de la mort dans une société donnée alliant une socio thanatologie et une thanatopraxie. D'ailleurs bon nombre d'auteurs comme Philippe Ariès et Louis-Vincent Thomas ont pertinemment confirmé cette thèse.

Au premier millénaire de l'occident chrétien, la mort était apprivoisée. Tout homme admettait sa mort comme un événement naturel et la concevait comme un dernier repos. Il vivait ses derniers instants en compagnie de sa famille. La toilette mortuaire, la veillée funèbre et le transport du corps à cercueil ouvert se faisaient avec l'aide de toute la communauté. Pendant le haut Moyen-âge, la mort en Occident est devenue « La mort de Soi ». La tonalité de l'événement est plus dramatique ; c'est au prix d'épreuves et de purifications que l'âme du défunt pourra accéder à la vie éternelle, l'église assure le salut. « La mort de Soi » vient ensuite avec l'époque du Romantisme. La détresse des survivants est soulignée ; les marques extérieures du deuil s'intensifient. Les monuments funéraires de cette époque sont les témoins du désespoir des endeuillés avec leurs épitaphes au ton dramatique. Le dernier millénaire conduit à « La mort inversée ». A la fin du Moyen Age, les cercueils sont fermés, les cimetières près des églises, étaient des lieux publics fréquentés par les représentants de tous les âges de la population. Les cimetières modernes se situent maintenant à la périphérie des villes. La mort n'est plus vécue comme un aboutissement attendu. Elle est ressentie comme une rupture à laquelle on refuse de penser. La mort est « escamotée », « éclipsée ». Elle est silencieuse autant que l'attitude vis-à-vis d'elle. On ne pleure plus avec éclats. Parfois on ne doit pas montrer aux autres qu'on pleure. Les larmes sont dissimulées par le port des lunettes noires, car pleurer à haute voix serait scandaleux, voire outrageux vis-à-vis du mort et aussi de la société. Les cérémonies funèbres deviennent de plus en plus privées. Souvent, il arrive d'apprendre le décès de son voisin immédiat qu'à travers une annonce dans un journal où l'on précise que l'inhumation, à défaut de la crémation qui devient de plus en plus fréquente, se fera en toute intimité dans tel cimetière et seule la famille proche a le droit d'y assister. Outre l'aspect de la mort « escamotée », il y a celui du pouvoir sur la mort ou de la mort « maîtrisée ». Communément, le pouvoir sur la mort est dédié aux médecins avec comme corollaire les inventions accrues de la médecine qui permettent d'allonger la durée de vie de la personne. Si quelqu'un décède alors que sa mort aurait pu être évitée, le corps sera alors « autopsié » afin de déterminer les raisons objectives de sa mort. La mort étant dans ce contexte considérée comme non naturelle. On doit toujours mourir de quelque chose, d'une maladie à condition qu'elle soit incurable. Quand les conditions objectives de la mort sont ainsi établies par la médecine, l'on se réfère aux professionnels des soins palliatifs. Ceux-ci deviennent en quelque sorte des « gestionnaires de la mort » pour accompagner le mourant en fin de vie et sa famille dans la dignité. Partant de cette réalité, il y aurait lieu de présupposer qu'il y a, en quelque sorte, un refus d'accepter que le mourant meure chez lui sous prétexte que cela serait un inconfort pour lui et sa famille. Aussi, avant que la mort n'arrive, il faut la devancer en s'assurant parfois du modèle de son cercueil et le préciser dans le testament. De même, on paye déjà son caveau, on souscrit à l'assurance-décès, laquelle au moment opportun permettra de prendre en charge le coût total des obsèques. Toute cette préparation témoigne bien de l'idée d'avoir de l'emprise sur la mort. Une fois que tout a été préparé, les obsèques se font en quelques jours et là aussi tout le travail y afférent est donné aux professionnels de la mort (les thanatopracteurs) qui à partir d'un coup de fil et de quelques indications concernant l'assureur du défunt et les pompes funèbres où a été déposé le corps, s'occupent de toutes les démarches jusqu'à l'inhumation.

A côté de ces réalités, on peut y ajouter tous les débats sur l'euthanasie et l'acharnement thérapeutique en rapport avec la question de l'éthique et de la déontologie médicale que l'on ne peut malheureusement pas développer dans cet ouvrage par souci de concision. Mais nous osons croire, que les faits qui ont été soulignés ici permettent de pointer du doigt une réalité somme toute complexe de la mort dans le contexte occidental. Cette réalité ne serait-elle pas en lien avec la question que nous aimerions aborder maintenant qui est celle de la crise des rites ?

La crise des rites

Il serait impertinent dans cette partie du chapitre de parler directement des rites sans que nous en référions au préalable au terme de mythe dont ils sont l'expression. De tout temps, le mythe a toujours occupé une place centrale dans l'histoire des civilisations. Il se trouve être le fondement même de la culture et de la vie sociale. Par définition le mythe appartient au collectif, il inspire, soutien et justifie l'existence et l'action du groupe. Jadis, l'homme fut à l'écoute des *mythos*, ces cris venus du silence qui eux aussi parlaient du grand temps des origines. Freud à travers le mythe d'Œdipe a permis d'élucider une question essentielle, celle de l'inceste et du meurtre du père en tant que réalité fondatrice de toute civilisation. Même si cette théorie est critiquable, plusieurs auteurs s'en sont inspirés pour répertorier d'autres formes de mythe.

Lévi-Strauss (1962) [60] par exemple parle des sujets mythiques ou mythèmes. Ceux-ci sont divisés en quatre typologies. La première typologie rassemble les mythèmes à partir des rapprochements sexuels (incestueux) entre les personnages (liens de parenté surestimés). La seconde concerne

---

[60] LEVI-STRAUSS, Cl., (1962)., *Anthropologie structurale*, Paris, Plon.

les actes violents tels que les meurtres entre proches ; la troisième concerne les mythèmes qui se réfèrent à la destruction des monstres, c'est le cas du dragon tué par Cadmos car il empêche la naissance des hommes de la mère-terre ; enfin la dernière typologie concerne les mythèmes qui rappellent l'origine des père et mère du héros, et de la terre qui l'a vu naître.

Au vu de ces catégorisations, l'auteur en vient à une correspondance qu'il nous paraît nécessaire de mentionner ici. Celle-ci s'établit entre les deux pôles : les deux pôles de l'Œdipe, l'amour incestueux et le meurtre du parent opposé ; et les deux pôles du maternel-archaïque, la possession-appartenance et la dépossession-étrangeté. Ainsi le mythe rend compte des réalités culturelles, dans leurs manières de penser et de raconter le fondement de l'existence, le rapport au temps et à l'espace, le rapport au cosmos, au profane et au sacré. En ce sens, le mythe fournit des modèles pour la conduite humaine et confère par là même, signification et valeur à l'existence.

Mircea (1998)[61] en parlant de la fonction des mythes affirme que le mythe raconte comment grâce aux exploits des Êtres surnaturels, une réalité est venue à l'existence, que ce soit la réalité totale, le Cosmos ou seulement un fragment : une île, une espèce végétale, un comportement humain, une institution. Le mythe raconte les diverses et parfois dramatiques irruptions du sacré ou du surnaturel dans le monde. C'est cette irruption du sacré qui fonde réellement le monde et qui le fait tel qu'il est aujourd'hui. C'est aussi à la suite des Êtres surnaturels que l'homme est ce qu'il est aujourd'hui, un être mortel, sexué et culturel.

Partant de là, la fonction dédiée au mythe est de révéler les modèles exemplaires de tous les rites et de toutes activités humaines significatives en lien avec le contexte socioculturel de l'individu. Mais les mythes et les rites sont aussi à percevoir comme étant l'expression des systèmes de pensée et de croyances à travers lesquels se reconnaissent les individus appartenant à une même société. Ils sont donc d'une certaine

---

[61] MIRCEA, E. (1988)., *Aspects du mythe*, Paris, Gallimard.

manière des effets « de miroir » d'une représentation culturelle. Ladite représentation renvoie à une représentation qui peut être à la fois perceptive, comportementale et conceptuelle partagée par l'ensemble des membres d'une communauté.

Ceci étant précisé, nous pouvons dès lors aborder la question de la crise des rites en Occident.

Le contexte mouvant, et en perpétuelle mutation qui caractérise le continent Occidental, nous amène à avancer que la crise des rites est en rapport avec l'attitude actuelle de fuite vis-à-vis de la mort et des morts. Celle-ci est consécutive aux progrès de la science et à la réduction de la cellule familiale. Les progrès de la science entretiennent notre attitude de déni et contribuent à transformer notre conception de la mort.

La mort n'est plus perçue comme inéluctable. La question : « De quoi est-il mort ? » révèle la croyance en une agression extérieure. La mort aurait pu être évitée. La maladie qui a causé la mort aurait pu être guérie. Chacun croit maintenant que la médecine peut vaincre n'importe quelle maladie. Pourquoi ne pas espérer qu'un jour, il serait possible de « guérir » de la vieillesse et de la mort ?

Les mentalités évoluent, le savoir scientifique possède un pouvoir qui pèse sur les mentalités. A cause de ce pouvoir, l'homme croit moins aux valeurs symboliques. Les systèmes culturels les plus divers se retrouvent dans les villes et perdent de leur authenticité pendant que les campagnes se désertifient. La petitesse des logements et leur regroupement dans de grands ensembles rendent de plus en plus difficile l'arrivée de la mort à domicile. De plus, le départ à l'hôpital autorise l'espoir d'être soigné selon les techniques les plus perfectionnées. Aussi, la nucléarisation de la famille participe à la déritualisation. Aujourd'hui le groupe familial rencontré est composé du père, de la mère et des enfants. On est bien loin, selon Pewzner (1996) [62], d'une composition de la famille d'autrefois où l'individu était perçu comme membre du lignage avant d'être considéré comme personne.

---

[62] PEWZNER, E. (1996)., L'homme coupable : la folie et la faute en Occident, Paris, Dunod

Dans un groupe familial aussi restreint les conflits sont devenus inévitables, l'agressivité, à l'origine elle-même d'une fréquente culpabilité est devenue un élément moteur de la dynamique relationnelle et avec comme difficulté l'absence de figure de substitution qui viendrait remplacer les parents en cas d'absence, d'incompatibilité ou d'insuffisance alors qu'en Afrique l'enfant appartient à tout le monde. Il reçoit aussi bien le sein de sa mère que d'une femme autre appartenant au lignage. L'esprit de compétition constitue également l'apanage du monde occidental. Il ne peut qu'être à l'origine d'une attitude de désolidarisation. La démarche individuelle pensée et réfléchie représente en Occident la maturité. Cet individualisme forme un contraste avec l'esprit communautaire qui fait le lit des sociétés traditionnelles. Dans celles-ci, l'individu est soutenu par le groupe. En dehors de ce dernier, le sujet n'existe pas. La mort n'est qu'un incident passager. Les rites organisent le deuil et intensifient les liens qui existent entre les vivants et les morts. En Occident, la démarche individualiste accentue « la coupure » entre les vivants et les morts. La mort et le mort provoquent une peur intense. Ainsi le rite forge l'individu en le maintenant lié avec la cosmogonie et avec les valeurs ontologiques et symboliques qui ont participé à la construction de son identité. De ce point de vue, le travail de Rouchy (1987) [63] au sujet du rapport entre groupe d'appartenance et identité culturelle, est d'une contribution incontestable, car il montre bien que le mythe, les rites, les coutumes et les usages constituent un ensemble de références identifiantes pour soutenir l'appartenance à un ensemble introjecté comme « nous ». Les mythes et les rituels offrent également à l'individu des étayages qui lui facilitent son passage d'une période à une autre, en même temps qu'ils participent à la transmission des valeurs. Or en Occident, compte tenu de non prise en compte des rites, les procédures de transmissions des valeurs deviennent instables et menacent l'équilibre de l'individu. Dans de nombreuses situations, l'échec du travail de deuil peut s'expliquer par le fait que certains principes rituels ne sont pas respectés. Notamment dans le cas de deuils suite à la

---

[63] ROUCHY, J.C. (1987)., « L'identité culturelle et groupe d'appartenance », In *Revue de psychothérapie psychanalytique de groupe*, Paris.

perte d'un proche. Quand les souhaits de la personne décédée et les rites qui les accompagnent ne sont pas pris en compte, l'enfant ou le conjoint risque de culpabiliser. Cette culpabilité peut avoir un impact sur le travail de deuil. Freud (1916-1917) dans son œuvre intitulée « *Deuil et mélancolie* », a bien souligné le travail qui doit être accompli par l'appareil psychique pour se détacher de l'objet d'amour. Le deuil est d'abord un processus normal. Il consiste à la fois en la perte des objets fantasmatiques et matériels et se traduit par un désintérêt pour le monde extérieur et une inhibition de toute activité. L'individu endeuillé se révolte contre la perte de l'objet et maintient l'existence de celui-ci dans le psychisme. Le travail douloureux du deuil demande une grande dépense d'énergie et de temps. Petit à petit, l'objet est désinvesti, ensuite, le Moi redevient libre et disponible pour d'autres attachements. Mais ceci dépend tout d'abord, comme le souligne Nachin (1998)[64], de la capacité de reprendre dans le Moi l'ensemble des éléments concernant le défunt et leurs relations mutuelles et surtout de faire la paix avec tout ce qui a eu lieu et de renoncer à tout ce qui ne pourra plus jamais avoir lieu. Or, faire la paix veut dire autrement s'acquitter de la dette dont on est redevable de la part du défunt. La société occidentale, du fait de l'importance qu'elle accorde prioritairement à la rentabilité et à la consommation, relègue ses fondements ontologiques au second plan. Elle laisse l'homme seul face à la mort. L'individu accablé de chagrin ne peut exprimer sa douleur ni extérioriser ses sentiments. La mort lui paraît comme la fin de l'histoire individuelle. De plus en plus, on s'en remet à des professionnels de la mort. L'homme n'a plus de repères sur la manière d'agir. Il ne sait que faire et éprouve un malaise. Dans ces circonstances, nous dit Pewzner (1996), le travail de deuil est long, difficile, voire impossible.

Par ailleurs la question de la « déritualisation » en Occident serait aussi à relier à celle du rapport au temps, à la mort et au sacré. L'homme moderne vit le temps comme quelque chose de désacralisé, qui n'émane pas du sacré, mais qui est lié à sa propre existence. De ce point de vue, le temps

---

[64] NACHIN, C. (1998)., *Le deuil d'amour,* Paris, L'Harmattan.

répond alors à un circuit irréversible : il a un commencement et une fin, qui est la mort et l'anéantissement de l'existence. Ce rapport au temps et au Sacré est antithétique de celui observé dans les sociétés dites traditionnelles. Là-bas, le temps est sacralisé et réversible, c'est un temps « parménidien » qui est en perpétuelle continuité, il ne s'arrête et ne s'épuise malgré la mort physique, c'est une continuité de la vie. Les rites servent d'ailleurs à renouveler le temps en le réhabilitant dans sa dimension ontologique sacralisée. C'est ce que nous essaierons de développer dans les pages qui suivent.

Vieillesse et mort dans les civilisations négro-africaines

Vieillesse et mort

En Afrique, le vieillard occupe une place privilégiée dans la communauté. Au regard du taux de natalité relativement plus élevé contrastant avec l'espérance de vie si faible, nous pouvons affirmer que les personnes âgées sont peu nombreuses. Celles-ci ne vivent pas seules, la filiation a une valeur indubitable et l'oralité y joue un rôle fondamental. Cette filiation est exprimée autour de la parenté qui elle-même, nous dit Dibakana (2008) [65] est en Afrique le premier critère de catégorisation sociale. De plus, contrairement aux sociétés dites d'écriture, en Afrique c'est à partir du verbe que l'on reconnaît la fonction de la personne âgée. C'est à travers le verbe que la palabre dite africaine requiert toute son importance, car Palabre vient du mot portugais « palabra » qui signifie politique du mot. Autrement dit le mot est à lui seul toute une politique. Et c'est justement la personne âgée qui connaît toute la politique cachée du mot dans ce qu'il incarne d'unifiant, de bénéfique ou de maléfique pour l'individu ou la communauté. Le mot est souvent mimé et révèle un autre langage qui est celui du corps.

---

[65] Lire le livre de DIBAKANA-MOUANDA, J.A. (2008)., *Figures contemporaines du changement social en Afrique*, Paris, L'Harmattan.

Il existe d'après Bidima (1997)[66] plusieurs types de palabre que l'on pourrait regrouper en deux :

- les « palabres iréniques », celles qui se tiennent à l'occasion de cérémonies de mariage, lors de ventes et se font en dehors de tout conflit ;

- les « palabres agonistiques » qui font suite à un différend, comme notamment les conflits familiaux engendrés par la maladie, la mort d'un adolescent ou d'un adulte, etc.

Ces palabres ont pour but de susciter le consensus. Aussi, ces palabres n'ont pas lieu n'importe où, c'est souvent sous un fromager, mais le choix du lieu peut aussi faire l'objet d'une palabre dont l'intérêt est de parvenir à une harmonie sociale en lien avec le monde des ancêtres. Vu que la personne âgée incarne l'ancêtre en devenir, ce rôle « d'harmonisateur » lui est donc dédié. Partant de là, la personne âgée fait toujours l'objet d'une révérence. Les termes employés pour désigner les vieillards ne sont jamais péjoratifs, et expriment le respect : « Le vieux », « la vieille », « les cheveux blancs », « le père », « la mère », « l'ancien » ; et de plus, même les infirmités dues à l'âge sont souvent valorisées. « S'il marche lentement, c'est qu'il connaît le poids de l'âge » ; « S'il commence à divaguer, c'est parce qu'il est déjà près des dieux voire proche des Ancêtres».

Dans cette société, la vieillesse est synonyme d'acquisition. Ce qui est gagné est plus important que ce qui est perdu. Les anciens représentent la sagesse, la maîtrise de Soi. Leurs conseils sont précieux et recherchés. Cette société qui accorde peu d'importance à la rentabilité et à l'efficacité réserve au vieillard une place de choix dans la vie quotidienne. Il surveille la cuisson des aliments ; des tâches lui sont confiées : vannerie, tissage, poterie. C'est lui que l'on consulte en cas de douleurs ou de maladies car il connaît les propriétés et le secret des plantes. Les vieilles femmes s'occupent du suivi des grossesses et des accouchements, mais aussi, elles accompagnent les femmes dans leur veuvage ou autres

---

[66] BIDIMA, J.G. (1997)., *La palabre, une juridiction de la parole*, Paris, Michalon.

pratiques. Les rapports entre grands-parents et petits-enfants sont empreints de chaleur et de plaisir. Les vieillards jouent aussi un rôle éducatif. Ils racontent des fables, des histoires, expliquent le sens caché des proverbes. A propos des proverbes, il est nécessaire d'insister sur le fait qu'ils constituent de véritables outils d'apprentissage et de socialisation. C'est pourquoi, on considère dans le contexte africain que la sagesse émane, entre autres, de la connaissance des proverbes et surtout de la possibilité de dévoiler leur sens caché. Il est souvent constaté d'ailleurs que l'enfant qui sait utiliser les proverbes est considéré comme vieux, parce qu'il détient la sagesse, et comme la sagesse est souvent l'apanage des « vieux », voilà pourquoi on lui octroie le statut de vieux. Il fera ainsi l'objet d'une attention particulière au sein de la famille. Devenu adulte, ce dernier est sollicité pour régler certains différends ou pour gérer des cérémonies qui s'inscrivent dans le cadre des palabres dites iréniques. Certains en font même leur métier après qu'ils aient été reconnus efficaces dans le maniement des proverbes.

La personne âgée en Afrique est valorisée parce qu'elle a su gérer le temps. Un temps qu'elle a mis au profit de la méditation, un temps qui lui a permis d'accumuler savoir et expériences, un temps qu'elle a consacré à la transmission de son patrimoine. Et c'est ce temps qui lui est reconnu et qui lui confère respect et vénération. Ayant donc bien fait usage du temps, elle va éviter de se laisser surprendre par la mort. Certaines personnes âgées préparent même les tissus qui deviendront les linceuls, elles accumulent les denrées qui seront consommées lors des funérailles. Elles se préparent à la mort en y pensant longuement et souvent. Il arrive parfois que certaines réclament de mourir. Il s'agit, contrairement à l'Occident d'un « suicide de régénération ». Les vieux veulent aller retrouver leurs ancêtres et être ainsi plus utiles au groupe. Mais pour cela, il est nécessaire de posséder une descendance. Car, si les cérémonies funéraires ne se déroulent pas selon la tradition, il serait impossible à ces personnes de parvenir à l'état d'ancêtre. Pour réaliser les conditions de la mort « idéale », le vieillard doit mourir dans le village. Rien n'est pire que de rencontrer la mort loin des siens.

Contrairement au monde occidental, la mort en Afrique, n'est pas la négation de la vie, mais plutôt un changement d'état. Elle ne frappe que l'apparence. On peut dire que la vie ne cesse pas après la mort, elle est plutôt une continuité de cette dernière sous une autre forme.

Mourir, c'est alors renaître dans l'au-delà. Grâce à la croyance dans le principe de réincarnation, le nouveau-né reproduira l'ancêtre. Le vieillard représente un moyen de communication entre les deux mondes (le monde des vivants et celui des morts). Son statut de « révérend » s'explique par sa promiscuité avec le monde des ancêtres.

Sens et importance des rites en Afrique

Aux dires des anthropologues, les rites sont caractérisés par trois traits essentiels :

- tout d'abord, ils sont collectifs et s'organisent autour d'un individu (guérison, rites de fêtes, de funérailles) avec des expressions spécifiques qui renforcent l'idée de l'appartenance au groupe ;

- ensuite, ils ont, pour la plupart, un caractère obligatoire, ils demandent la participation active de chacun des membres du groupe ;

- enfin, les rites possèdent une signification, pas seulement rationnelle, mais une signification qui confère un sens à la vie et à la mort. Partant de ces trois dimensions, on peut en déduire que les rites constituent une valeur symbolique qui contribue autant à l'harmonisation des rapports interindividuels qu'aux rapports de l'individu avec les morts. Examinons quelques-uns de ces rites :

- les rites funéraires : ils sont supposés aider le défunt ; le cadavre est d'abord séparé des vivants pour des raisons de bienséance : c'est l'inhumation, l'embaumement et l'immersion. La raison d'être de ces coutumes est symbolique. C'est le retour à l'eau, à la terre maternelle. L'inhumation évoque le retour aux entrailles de la terre mère. Ces rites ont une signification manifeste. Les vivants accomplissent une série de rites pour honorer le mort. Mais les rites ont aussi une signification latente. Leur rôle est de déculpabiliser, rassurer, réconforter et d'aider les individus à lutter contre l'angoisse de la mort. Arrêter toutes les horloges et retrouver le silence que connaît le mort, c'est s'occuper du défunt, mais c'est aussi se mettre à l'abri de son agressivité virtuelle. Cette crainte de l'agressivité peut être, en fait, une projection de la culpabilité que les vivants ressentent à l'égard du mort. Peut-être ont-ils un jour souhaité sa mort ?

Les miroirs sont voilés de peur que l'âme, en se regardant, n'oublie son voyage. Le glas, les coups de fusils, les tam-tams tout comme les instruments à cordes sont utilisés pour annoncer la mort et regrouper les membres du village. Parfois, certains rites sont pratiqués avant même que la mort ne survienne ; quand une personne âgée se trouve dans un état de souffrance extrême, déjà les visiteurs se succèdent à son chevet. Les vieilles femmes du village restent auprès d'elle. Après que celle-ci a rendu le dernier souffle, il revient à la personne la plus âgée de l'assemblée, présente en cet instant, de fermer les yeux du défunt. Ainsi, commencent les lamentations ; les habitants du village viennent apporter leur soutien moral à la famille endeuillée. Les femmes et certains hommes rassemblent le bois nécessaire pour les feux qui seront allumés dans la cour du mort. Les flammes réchaufferont l'assemblée qui viendra y passer la nuit pour marquer leur solidarité à la famille éprouvée. La veillée, tout comme les funérailles, se dérouleront dans une atmosphère de fête. Les chants, les rythmes des tambours, les boissons, les dégustations ont aussi pour fonction de célébrer la reconnaissance de l'ancêtre. Mais en même temps, c'est une occasion pour la communauté entière de raffermir ses liens, de prendre un bain de vigueur.

Tous ces rites funéraires ont ainsi, pour but de réguler la crise morale occasionnée par la mort.

En dépit de subtiles nuances selon les sociétés, tous ces rites funéraires peuvent être déclinés selon Van Gennep (1909) [67] en trois moments :

- rite de séparation ; le cadavre est mis à l'écart du village, pour se protéger d'un éventuel mauvais sort ;

- rite de marge, d'attente, qui consiste à attendre le pourrissement du corps, temps nécessaire pour que l'âme ou l'esprit quitte le corps pour l'amener à entrer dans un autre univers ;

- rite d'agrégation, dernière étape, c'est le passage dans le monde des ancêtres, vers un nouveau destin. Ce passage permet aux vivants de "lever le deuil". Cette levée de deuil marque la fin du rite funéraire avec le rite de la renaissance. L'endeuillé reprend alors son existence, les interdits sont tous levés. Dans l'Ethnie Kongo du Congo, la levée de deuil est marquée par l'autorisation accordée à la veuve de porter de nouveaux vêtements et de vaquer à ses occupations. Celle-ci est accompagnée par des anciennes veuves. Chez les Oo Ngadju, le mot « tiwah » signifie « être libre ». Un banquet est organisé entre femmes, l'une d'entre elles prépare sept paquets de riz pour les âmes des morts et sept autres pour les mauvais esprits, tout ceci s'accompagne d'une incantation : « *Je dépose votre nourriture, par là je brise toute résistance, tout ce qui est impur, tous les mauvais esprits, tous les mauvais rêves et je mets un terme à tous pleurs* ». Comme on le remarque, chez ce peuple et comme partout au Congo, le repas pris en communauté signe la levée du deuil. Ce repas est le gage d'un processus de resocialisation.

On pourrait aussi évoquer d'autres rites, notamment ceux qui se pratiquent pendant la grossesse, l'accouchement jusqu'à l'allaitement. Rappelons qu'en Afrique, l'idée de ne pas désirer d'enfant est quasiment inimaginable. La reproduction étant le premier devoir social et individuel que toute femme doit honorer. Par conséquent, la grossesse est valorisée, respectée et vécue avec joie dans le milieu traditionnel. Lorsque la femme

---

[67] Van Gennep, A. (1909)., *Les rites de passage*, Paris, E. Nourry.

est enceinte certains propos sont interdits. Généralement, il est interdit de parler même de sa grossesse et des conditions de son évolution pour ne pas attirer les mauvais esprits qui pourront entraîner à l'enfant des malformations ou provoquer des fausses couches. La femme enceinte ne doit pas rendre visite aux enfants qui ont subi des malformations congénitales au risque qu'elle accouche à son tour d'un enfant handicapé. Avant son accouchement, la femme doit prendre des bains dans lesquels sont macérés des herbes et des écorces d'arbre, elle doit s'asseoir les membres inférieurs étendus dans le but d'assouplir les parties molles et de faciliter l'accouchement. Son abdomen est massé avec de l'huile d'arachide ou de l'huile de palme pour renforcer les muscles abdominaux et encourager les mouvements d'expulsion. Chez les Bagandas (une des ethnies de l'Ouganda), ces soins sont prodigués par la sœur aînée du père (*Senga*) ou, à défaut la femme la plus âgée de la famille.

Jadis, en Ouganda, beaucoup de femmes accouchaient à domicile, le jour dans le *lusuku* (potager où sont cultivés les *matookes*, bananes ou légumes que mangent les *bangada* à chaque repas) et la nuit dans la case. Elles étaient placées contre un tronc de bananier ou contre le mur de la case par la femme la plus âgée de la famille. Celle-ci se mettait derrière la future mère et arrangeait une feuille de bananier pour recevoir l'enfant. Si l'accouchement se passe avec des complications, cela sous-entend que la future mère a trompé son mari. Et donc elle subit les représailles des ancêtres. Le cordon ombilical est coupé et sa ligature se réalise avec une fibre de roseau du mur prise près de la porte de la hutte pour un garçon et près du foyer quand il s'agit d'une fille. Le cordon ombilical était sectionné avec la lance du père pour le garçon et la houe de la mère pour une fille, ce qui symbolisait les futures activités de l'enfant. La femme âgée qui contribue à l'accouchement lave la bouche du nouveau-né à l'eau fraîche, souffle dans son nez pour le faire éternuer, lave son corps avec de l'eau chaude imprégnée d'herbes, puis le masse pour le réchauffer, lui renforcer ses muscles avant de parfaire la forme de sa tête et de son nez. Enfin, elle le suspend par un bras puis un autre avant de le confier à sa mère. Le placenta est enterré dans un lieu choisi par l'homme le plus âgé de la famille.

Dans d'autres ethnies, chez les *Balalis* du Congo, la femme part accoucher dans son village natal à moins qu'il y ait eu dans cette contrée une série d'accouchements malheureux. Chez les Dogons, la naissance du premier enfant se fait dans la famille maternelle et les autres dans la famille paternelle. Par pudeur, les hommes sont éloignés au moment de l'accouchement. Le père de l'enfant n'approche sa femme qu'une fois que celle-ci a accouchée. Mais il doit au préalable marquer un signe au seuil de la porte avec de la suie pour annoncer l'heureux événement et interdire dans un premier temps l'accès à la chambre avant que tous les rites consacrés à cet effet ne soient terminés. Seules les femmes âgées y ont droit parce que ce sont elles qui prodiguent les premiers soins et éduquent la future maman. L'accouchement est ainsi un moment clé, teinté de plusieurs significations. C'est un détachement et un dénouement. Quand le moment de la délivrance approche, la femme doit défaire tous les nœuds qu'elle a sur elle : cheveux, vêtements… la femme adopte selon les ethnies une posture pour l'accouchement : couchée, accroupie, à quatre pattes, à genoux, etc.

Chez les Dogons, si l'enfant arrive normalement, la femme s'assied ensuite sur une pierre, elle lève les deux bras au-dessus de la tête, agrippe le cou d'une personne âgée qui est installée debout derrière elle.

Si l'accouchement se passe mal, on fait alors recours aux devins et aux tradithérapeutes.

Par ailleurs, une des idées en vogue dans les traditions africaines est que l'enfant doit être en contact direct avec le cosmos, le sacré, le monde des vivants et des morts. Ainsi, gestes, chants, prières, incantations participent à implorer la volonté des ancêtres et des Dieux afin qu'ils favorisent et facilitent l'accouchement. Aussi, la femme doit maîtriser la douleur lors de l'accouchement parce que son honneur et celui de sa famille en dépendent. Au Congo, quand la femme accouche, les femmes âgées se relaient pour s'occuper de la toilette de la future maman, elle est lavée avec une eau bouillante afin de la rajeunir et éviter que sa beauté succombe aux affres de la maternité.

L'attribution du nom de l'enfant fait aussi l'objet d'une ritualisation. En effet, la désignation du nom au Congo, comme nous l'avons montré dans l'un de nos ouvrages[68], peut exprimer les conditions dans lesquelles l'enfant est né. Le nom est aussi le prétexte à la réincarnation d'un ancêtre. Les jumeaux ont également une grande importance, ils sont considérés comme des enfants privilégiés ayant reçu des dons de la part des Dieux. Ces derniers deviennent pour certains des guérisseurs ou considérés pour d'autres surtout, s'ils sont souvent malades, comme des êtres maléfiques, des rites particuliers leurs sont consacrés. On peut par exemple aller jeter des objets dans le fleuve en guise de sacrifice à rendre auprès de la mère sirène. On fait porter aux enfants les mêmes couleurs de vêtements afin d'éviter que l'un deux, se considérant lésé, ne puisse repartir. La mère des jumeaux a aussi une place particulière, à défaut de lui accorder un pouvoir de guérison, elle est considérée comme une femme sans pudeur, capable de chanter des chansons obscènes et d'avoir des attitudes qui frisent l'intimité sexuelle.

Pour revenir au rite de l'attribution du nom, en Ouganda, la mère se montre à la porte de la case et le père vient prendre l'enfant pour le montrer à tous et le désigner comme nouveau membre du clan. C'est le grand-père, l'oncle ou le frère aîné du père qui nomme l'enfant. Ce nom sera celui d'un ancêtre et l'enfant héritera des qualités de celui-ci. Le nom de naissance qui est celui de l'ancêtre participe à la construction de la personnalité de l'enfant et l'introduit pour toujours dans un système de relations vitales avec le défunt à partir duquel il puise force et protection. L'enfant devra garder la permanence de la conduite de l'ancêtre en se l'appropriant et ne jamais s'en dévier. S'il se comporte autrement, il risque le châtiment de la collectivité et surtout de l'ancêtre dont il doit être le modèle. Mais les rites ne se limitent pas au nom, ils sont pratiqués tout au long du développement de l'enfant. La croissance biologique est rythmée par l'apparition d'éléments nouveaux et l'usage des rites qui accompagnent le moindre changement de l'enfant.

---

[68] MOUKOUTA, C.S. (2004)., Maladie mentale : Représentations, itinéraires thérapeutiques au Congo, Paris, Paari.

L'apparition des dents fait l'objet de rites dans certaines ethnies ainsi que la chute des premières dents de lait. Lors de la chute de la première dent, on glisse la dent dans un morceau de manioc et on la donne à une poule qui doit l'avaler. Ceci pour permettre que la dent repousse. De même, avant de coiffer l'enfant pour la première fois, on lui donne une pièce de monnaie en guise de permission pour ne pas que l'enfant ou l'ancêtre qui l'incarne ne se mette en colère. Ces pratiques sont très fréquentes en Afrique notamment au Congo ou dans d'autres sociétés africaines.

Outre cela, la circoncision est un moment décisif et important, car à travers cet acte l'enfant peut être considéré comme viril et rentrer ainsi dans la catégorie des hommes. En Afrique, il est inconcevable de voir un homme qui n'est pas circoncis. En Somalie, plus exactement chez les Somonos, la circoncision se pratique au début de la période hivernale. Elle a lieu entre 10 ans et 15 ans avec quelques variations selon les régions. Les enfants doivent observer une période allant de trois jours à trois mois durant laquelle ils sont séparés des autres membres du village et le restent même quelques jours après l'opération. Entre temps, le reste de la communauté continue à fêter cet heureux événement. Les enfants sont conduits alors par le chef du village dans la brousse. On leur remet divers objets symboliques dont le bâton *Wasamba* sur lequel sont enfilées des calebasses. C'est l'ornement des circoncis, les enfants s'en servent comme d'une crécelle pour annoncer leur présence. De même un collier leur est remis pour chasser les mauvais esprits et rythmer les différents rites liés à leur retrait provisoire du reste de la communauté. Pendant l'opération, les enfants doivent avoir le dos tourné au village et être assis dans l'eau, en attente du forgeron qui vient les opérer. Une fois l'opération subie, les prépuces sont ensuite ensevelis sous le pied du forgeron qui, lui, les remettra à son tour à l'ancêtre du village, qui après les avoir comptés, les enterre solennellement. Pendant ce temps, les circoncis restent encore dans la brousse où ils sont sous la surveillance d'un garde qui leur prodigue également des soins. Ils peuvent porter leur pantalon. Ils prennent ainsi conscience qu'ils ont été initiés et sont à présent aptes à acquérir le statut d'homme.

Chez le peuple bambara, la circoncision fait suite à une croyance selon laquelle tout enfant mâle naît avec un défaut congénital. Si celui-ci n'est pas enlevé, l'enfant risque de ne pas procréer. Ce défaut est appelé Wanzo. Et comme ce défaut réside dans le prépuce, c'est par la pratique de la circoncision que l'enfant doit en être débarrassé.

Enfin, concernant l'allaitement, en Afrique il est hors de question que la mère n'allaite pas son enfant. Si celle-ci ne peut pas avoir de lait suite à des raisons diverses, l'enfant peut recevoir celui d'une autre mère. L'allaitement est une nécessité pour la femme africaine qui ne l'empêche guère de s'adonner à d'autres activités. Elle est une activité réaliste et ordinaire qui n'occupe pas entièrement la mère. En allant au champ, elle nourrit l'enfant en marchant ; au travail, elle reprend son occupation dès l'instant où l'enfant se met à sucer activement ; elle poursuit sa conversation, la tête souvent détournée de l'enfant. Pendant sa période d'allaitement ou voire tout au long de sa maturation, l'enfant bénéficie d'un rite qui consiste à lui faire porter une ceinture de coquillage pour l'aider à se tenir bien droit et empêcher les maladies. On lui fait porter aussi aux chevilles des anneaux de cuivre avec des clochettes pour encourager sa marche. Ce rite est très pratiqué surtout en Ouganda. Pour le reste de l'Afrique, il y a aussi des rites qui sont constamment pratiqués en accord avec la croyance populaire qui stipule qu'une femme qui allaite ne doit pas avoir des rapports sexuels avec son mari au risque que ceux-ci puissent compromettre la croissance normale de l'enfant.

En Afrique, le respect des rites est une condition ontologique essentielle. Il est le levier permettant à l'individu de se reconnaître au sein du groupe et de garder le lien entre le sacré et le profane, le monde des vivants et le monde des morts. Nous avons bien démontré, pour ce qui est des rites funéraires, que le défunt possède un statut particulier, qui peut être d'autant plus important qu'il l'était de son vivant. Les sociétés africaines ont résolument intégré la mort comme étant un moment social des plus importants. Il existe un lien indéniable entre le monde des vivants et celui des morts. En effet, la mort est marquée par la continuité temporelle et la proximité spatiale du monde des vivants à celui des défunts. Les rites et les croyances funéraires ou autres sont à interpréter comme des éléments symboliques qui visent à préserver des effets dissolvants de la mort en rassurant les hommes désemparés, en revitalisant le groupe et en normalisant les rapports entre les vivants et les morts.

    Ainsi dans ce contexte holiste la personne âgée trouve forcément son compte puisqu'elle veille à la cohérence du groupe et au maintien de son rapport avec le monde des ancêtres. Elle est à cet égard le garant de la mémoire du groupe et cette mémoire est alimentée à la fois par des rites et des mythes. On pourrait alors se demander : que devient ce statut de garant de la mémoire collective dans le contexte de la migration ?

Chapitre 4

Le Vieillissement dans la Migration

Quelles que soient les raisons, économiques, politiques ou autres qui incitent les personnes à immigrer, nous constatons de nos jours, que de plus en plus de personnes âgées finissent par la force des choses par élire définitivement domicile en France. De même, la clinique de la migration nous révèle que le vécu migratoire est souvent une rude épreuve. Celle-ci, bien qu'assumée différemment selon les individus suscite de fait des réaménagements sur le plan identitaire, et en même temps peut être à l'origine de certains troubles psychologiques.

Réaménagements psychologiques chez le migrant âgé

Réaménagements identitaires

Les perspectives psychodynamiques et psychopathologiques auxquelles nous avons eu recours, assimilent le terme de réaménagement identitaire à celui de mécanisme de défense.

Dans le DSM-IV, les mécanismes de défense sont définis comme des processus psychologiques automatiques et inconscients qui protègent l'individu de l'anxiété ou de la perception de dangers ou de facteurs de stress internes ou externes. A posteriori, cette définition va dans le sens de celles des autres auteurs et établit aisément la posture de la psychanalyse à ce sujet. En 1926, dans *Inhibition, Symptôme et Angoisse*, Freud précise que le concept de défense ne doit être utilisé que pour désigner de façon générale tous les procédés dont le Moi se sert pour lutter contre les conflits susceptibles d'entraîner des troubles de la personnalité. Dix ans plus tard, A.

Freud (1936), publie le *Moi et les mécanismes de défense*. Elle y décrit les cibles, les motifs de défense, dresse un inventaire des mécanismes de défense. Elle traite également de la question de la combinaison des mécanismes de défense et de leur utilisation alternative contre les menaces internes et externes. Klein (1921)[69], fidèle à la doctrine psychanalytique, inscrit les mécanismes de défense dans le cadre de la théorie des relations objectales. Elle affirme à juste titre qu'il existe dès la naissance, un Moi capable d'établir des relations primitives avec l'objet tant d'une manière fantasmatique que dans la réalité, d'éprouver de l'angoisse et d'employer des mécanismes de défense.

Au regard de ces acceptions, nous constatons, qu'en dépit de quelques subtiles nuances, toutes convergent autour de l'idée que les mécanismes de défense sont des opérations psychologiques visant à réduire ou à supprimer les perturbations susceptibles de mettre en danger l'intégrité et la constance de l'équilibre biologique, psychologique et social de l'individu. Ainsi, ils servent comme le note Sillamy (1980)[70], à diminuer l'angoisse, née des conflits intérieurs entre les exigences instinctuelles et les lois morales et sociales.

Ces conflits peuvent être générés par diverses situations. Parmi celles-ci, figurent la situation de la migration qui au demeurant peut mettre à mal les assises narcissiques du migrant. Cette situation, douloureusement vécue par certains, va les contraindre à se redéfinir par rapport au nouveau contexte et aux éléments écologiques, économiques et sociopolitiques qui le caractérisent.

Camilleri (1990)[71], bien qu'ayant préféré le terme de stratégie identitaire, a décrit une série de possibilités qu'adopte le migrant quand il est aux prises avec deux cultures. Chacune de ces possibilités est subdivisée en deux attitudes : conservatrice et syncrétique.

---

[69] KLEIN, M. (1921)., Le développement d'un enfant In *Essais de psychanalyse*, Paris, Payot, 1968.
[70] SILLAMY, N. (1980)., *Dictionnaire Encyclopédique de Psychologie*, Paris, Bordas.
[71] CAMILLERI, C., KASTERSZTEIN, J., et al (1990)., *Stratégies identitaires*, Paris, PUF.

- la possibilité conservatrice est caractérisée par des attitudes égocentriques. L'individu maintient les éléments culturels de son pays, s'enferme dans sa communauté d'origine ;

- la possibilité syncrétique, par contre, consiste à faire un mélange des éléments culturels des deux pays, même si ces éléments s'opposent. On trouve également des attitudes d'ouverture lorsque l'individu adopte les éléments culturels du pays d'accueil. Il « fait comme » les autres. Il y a ceux qui construisent un ensemble cohérent, structuré, à partir de la somme des éléments des deux cultures.

Le but est au final, de maintenir un équilibre des différentes identités dont le sujet est porteur, c'est-à-dire une identité ontologique, destinée à répondre à la mise en question du sens des choses et de la valeur personnelle, et une identité pragmatique en réponse à la mise en question de l'ancienne culture par la nouvelle société.

Restant sur le même site, Grinberg (1986)[72] a noté que pour faire face au sentiment d'identité qui est menacé lors de la migration, certains immigrants s'entourent de divers objets de leur pays pour maintenir l'expérience de « se sentir soi-même ».

Ils vont tenter, par ce moyen, de raffermir les liens de leur sentiment d'identité. Seulement, ces objets nécessaires au début pour réaffirmer le sentiment d'identité, risquent d'entraîner le danger d'occuper tout « l'espace » (physico-psychique), ce qui peut ainsi empêcher l'incorporation de ce qui est « nouveau » acceptant le passé comme tel.

Par ailleurs, la question du projet doit être prise en compte dans l'examen de la problématique de réaménagement identitaire chez le sujet immigrant.

En réalité, l'immigrant a quitté son pays, son village, sa famille, il a investi tant d'espoir et a fait tant de sacrifices pour son projet migratoire. Ce projet fonde son présent comme son avenir, le sien et celui de sa famille. Il lui permet de répondre

---

[72] GRINBERG, L & GRINBERG, R. (1986)., *Psychanalyse du migrant et de l'exilé*, Césura, Lyon.

aux attentes et pressions de la famille et de la communauté au pays.

En plus, à travers le projet migratoire se laisse saisir l'idée de développer sans contraintes ses possibilités, de réaliser son identité personnelle pour dépasser les limites non seulement de la pauvreté mais aussi celles de son milieu d'origine, de sa famille. C'est ce que confirme Taboada–Leonetti (1990) [73] quand elle affirme que la migration a pour conséquence logique un changement rapide de références et de situations qui définissent des rôles sociaux différents. Dans le pays d'accueil, les immigrés sont en présence des regards qui leur assignent des identités nouvelles qui sont souvent dévalorisantes. Même dans le cas où la migration ne s'accompagnerait pas de dévalorisation, comme par exemple chez certains réfugiés ou exilés, il y a tout de même des remodelages douloureux de l'identité, générés par le conflit entre les projets de migration (souvent idéalisés au départ) ou de retour et les possibilités réelles rencontrées dans le pays d'accueil.

Pour mieux comprendre ce qui se joue dans ce remodelage identitaire, Nayebi (1998)[74] a mis en évidence les trois notions qui participent au réaménagement identitaire du sujet en situation de migration : la notion « d'historicité temporelle » de l'exil, la notion de l'« ici » et du « là-bas », et enfin le « double étranger ».

A propos de l'historicité, il affirme que l'identité d'un sujet se définit en fonction d'un ensemble d'éléments historiques et culturels collectifs dont il est à la fois issu et partie intégrante. L'exilé est porteur de son histoire individuelle et collective dont il peut être momentanément coupé.

De plus, il doit subitement intégrer une autre histoire collective. Lorsque l'exilé quitte son pays, le temps du pays

---

[73] TOBOADA LEONETTI. (1990)., « Stratégies identitaires et minorités : Le point de vue du sociologue », in *Stratégies identitaires* sous la direction de CAMILLERI, Paris, PUF.
[74] NAYEBI, J-C. (1998)., *Les dépressions d'exil, Essai de psychopathologie : Les troubles liés à l'expérience d'Exil*, Paris, Thèse de Doctorat T.1.

d'origine reste figé à ce moment-là, pour lui. Il échange un temps avec une histoire contre un temps sans histoire.

Or, dans son pays, le temps, lui, continue de s'écouler, mais pour qu'il le réalise, il lui faut faire un détour par son imaginaire pour faire le lien.

Quant à la notion de l'« ici » et du « là-bas », l'auteur stipule qu'« ici » représente pour le sujet, ce qui lui est proche, là où il se trouve. Et, « là-bas », c'est ce qui est loin de lui, où il ne se trouve pas. L'auteur a constaté que ces termes sont présents dans la quasi-totalité des discours des exilés qu'il a étudiés. « Ici » et « là-bas » ont le sens d'un démarquage, voire d'une limitation pour l'exilé. Le temps qui s'écoule « ici » est ouvert à la connaissance, c'est le temps du Moi, le sujet y vit. Tandis que « là-bas », c'est le temps hors connaissance, du non-Moi, le sujet ne le vit pas.

A notre avis, cette expression du temps du « non-Moi » doit être relativisée, quand nous savons à quel point pour certains immigrants, les décisions qu'ils prennent « ici » dépendent de « là-bas » du fait de leur attachement aux valeurs communautaires et à l'ancestralité.

Enfin, concernant la notion du « double étranger », l'auteur précise qu'en situation d'exil, le sujet doit faire face à un combat qui oppose les termes de plusieurs couples opposés. Suivant l'importance de ces remaniements, l'exilé sera assimilé, intégré, acculturé ou adapté.

La perspective Nayebienne telle qu'elle est présentée semble être mitoyenne de celle de Grinberg (1986) pour qui, l'exploration des aménagements défensifs en situation de migration procède autant de la personnalité pré-migratoire que de la nature de l'angoisse qui est réactivée à cet égard.

Dans cet axe, le sujet exilé peut être dans un mouvement de quête de sens de son voyage. Il peut aussi souffrir d'une mémoire douloureuse en rapport avec des élaborations de perte de ses objets dans un contexte de fragilité identitaire.

Ainsi, cette réalité nécessite d'emblée un « travail d'élaboration », devant permettre l'équilibre de l'identité et l'adaptation de l'immigré dans son pays d'accueil. L'élaboration implique toute la personnalité de l'individu, incluant toutes ses fonctions surmoïques pour réaliser l'énorme effort psychique d'accepter les pertes et de récupérer le lien affectif avec la réalité.

A défaut, le migrant ne pourra ni devenir partie intégrante du nouveau milieu, ni accepter de façon concomitante comme siennes ses propres caractéristiques particulières comme la langue, les coutumes, la culture qui servent à maintenir une relation à la fois positive et stable avec son ancien pays pour accepter et être accepté par le nouveau milieu.

Il s'agit là, résolument, de préserver le noyau dur qui a fondé la personnalité de l'immigré mais aussi d'intégrer le nouveau contexte.

Cette réalité, comme l'indique Denoux (1994) [75] correspond exactement à l'assise affective du processus d'interculturation. Dans ce processus, les individus et les groupes appartenant à deux ou plusieurs ensembles culturels différents développent des interactions et engagent implicitement et explicitement la différence culturelle qu'ils tentent de métaboliser.

En revanche, si nous admettons que la thèse qui consiste à considérer la situation de migration comme déstabilisatrice est fortement soutenue par de nombreux auteurs, il n'en demeure pas moins que celle-ci mérite d'être discutée. Car, nous avons constaté chez certains immigrants que le fait de trouver du travail pouvait contribuer à l'affermissement du sentiment d'identité et permettait ainsi une meilleure adaptation dans le pays d'accueil. Il en est de même pour les mariages mixtes.

D'autres arguments qui accréditent l'idée de la consolidation du sentiment d'identité en situation de migration

---

[75] DENOUX, P. (1994 a). Pour une nouvelle définition de l'interculturation In *J.BLOMARD et B .KREWER (Eds.), Perspectives de l'interculturel,* Paris, L'Harmattan.

s'appuient sur le fait que l'immigrant est de moins en moins en déconnexion avec les réalités du pays d'accueil. Car, dans son pays d'origine, il est déjà marqué par les influences technologiques et politiques de la mondialisation, en plus des attaches historiques qui le lient à la terre d'accueil depuis la période de la colonisation. Nous pourrions citer à cet effet, de multiples exemples qui vont des habitudes culinaires, vestimentaires, la musique, aux modèles d'apprentissage...etc. Autrement dit, le migrant bien que venant de pays et de culture différents ne se retrouve pas dans un milieu totalement hermétique et sa culture n'est plus tout à fait une culture traditionnelle. Abel Kouvouama (2002) dans son analyse sur la question de la modernité africaine : les figures du politique et du religieux a eu raison de souligner, à juste titre que : « *La modernité ne saurait être vue radicalement dans son opposition à la tradition; il s'agit de sortir du réductionnisme tradition/modernité, statique/devenir et se convaincre plutôt de l'idée que toute société humaine est dynamique par l'interférence permanente des valeurs de civilisation endogènes et des valeurs exogènes; dans les deux cas, les éléments culturels de base sont mêlés avec des éléments culturels nouveaux* ».[76]

On peut donc dire, sans trop exagérer qu'avant l'exil, le migrant avait déjà connu un processus d'acculturation. Celui-ci a été déjà rendu possible par l'entremise de la langue et par l'appropriation de certains modèles du colonisateur ou du néo colonisateur. Ce point de vue a été fortement défendu par de nombreux auteurs tels que F. Fanon[77], Aimé Césaire[78], et A. Memmi[79] qui affirment que l'immigrant a intériorisé la valorisation de la culture du colonisateur aliénant la sienne propre car ignorée ou méprisée par ce dernier. Cette thèse nous permet donc de dire que le processus d'acculturation, qu'il ait

---

[76] Kouvouama, A (2002)., *Modernité africaine, les figures du politique et du religieux,* Paris, PAARI, page 47.
[77] Voir FRANTZ, F. (1952)., *Peau noire, masques blancs*, Paris, Seuil
[78] CESAIRE, A. (2004)., *Discours sur le colonialisme*, Paris, Présence africaine
[79] MEMMI, A. (1957)., *Portrait du colonisé-Portrait du colonisateur*, Paris, Folio actuel.

lieu dans le pays en voie de développement tout comme dans le pays d'accueil, est souvent la conséquence d'un mécanisme complexe, fait d'emprunt et/ou de résistance aux modèles des sociétés industrialisées, à chaque fois différentes en fonction des situations et des groupes en présence.

Le faux-self du migrant

Nous voulons rappeler, qu'être en situation de migration peut impliquer une rupture avec ses repères, plus exactement avec le terroir dans lequel sa personnalité de base a été bâtie. Cet état de fait doit, malgré tout se gérer en termes de réaménagements sur le plan psychique. La rupture d'avec ses anciens repères peut menacer d'effondrement le self et générer ainsi un désarroi chez le sujet. Ce désarroi se traduit par un véritable état pathologique caractérisé par une tristesse permanente, voire une sinistrose, qui dans son expression symptomatique dénote l'attitude pathologique du blessé qui refuse de reconnaître sa guérison parce qu'il estime, de bonne foi, qu'il n'a pas obtenu, en vertu de la loi, une juste réparation du dommage subi.

Parfois, on aboutit chez certains sujets à des comportements déviants. De même, la migration corrobore le sentiment d'étrangeté qui, lui-même, renvoie d'une certaine manière au fait qu'on se retrouve dans une situation d'inconfort, dès lors qu'on est aux prises avec deux cultures (la sienne et celle d'accueil).

Ainsi, le migrant peut se retrouver en situation de clivage, par peur ou par ignorance de l'autre culture (culture d'accueil). Le clivage serait l'un des aménagements défensifs qui seront déployés face à la peur ou à l'ignorance de l'étranger en lui.

A en croire Kaës (1998)[80], le migrant est hanté par deux menaces inconciliables entre elles, des menaces qui le

---

[80] KAËS, R & al. (1998)., *Différence culturelle et souffrances de l'identité*, Paris, Dunod.

placent dans une situation impensable : d'une part, la menace d'annihilation dans laquelle son être se confond avec ses racines ; d'autre part, la menace de marginalisation dans la nouvelle culture qui semble l'obliger à adopter d'autres habitudes en lien avec le pays d'adoption.

Pour tenter de pallier cette situation, le migrant peut emprunter une voie d'adaptation sous la forme d'un faux-self, autrement dit, en aménageant une partie de sa vie psychique afin de préserver un certain lien avec sa culture d'origine. Mais ce lien passe aussi bien par la religion que par la prise en compte des éléments de sa tradition.

En effet, la religion est un élément constitutif de l'identité et une passerelle intergénérationnelle permettant au migrant de conserver un lien avec son pays d'origine. Elle aide également certaines personnes à supporter les conditions de vie quotidienne difficiles.

Par exemple, beaucoup de communautés, les Africains en particulier, créent des églises à travers lesquelles les éléments de rupture avec le pays d'origine sont réhabilités : la forme de la liturgie, les chants qui sont exécutés, les onomatopées, replongent l'immigrant dans son univers culturel afin de retrouver dans une certaine mesure les éléments de sa tradition.

D'autres pratiques sont également observées et viennent participer au faux self de l'immigrant. Lors du décès de l'un des leurs, des veillées mortuaires sont organisées à l'instar de ce qui se fait dans le pays natal. Un cahier de cotisation est initié afin de porter assistance à la famille éprouvée. Dans certaines communautés, un montant est même défini à l'avance, en fonction du statut du disparu : Enfant, adulte ou personne âgée.

De même, le montant de la cotisation est fonction du lieu d'inhumation dans la mesure où certains corps sont rapatriés dans leurs pays d'origine.

Par ailleurs, les célébrations de mariage tout comme les baptêmes sont aussi des moments où l'immigrant renoue avec la tradition, son histoire et les éléments symboliques qui ont participé au développement de sa personnalité.

De plus en plus, les mariages coutumiers sont célébrés à l'étranger sous le modèle de la tradition : la pratique de la dot et le recours récurrent aux *Nzonzi*[81] sont respectés scrupuleusement, même si l'espace de célébration est loin de refléter correctement la dimension symbolique qu'il doit revêtir. En effet, si en Afrique la dot peut se donner sous l'ombre d'un baobab, ici ce n'est pas le cas. Les éléments susceptibles d'agrémenter ces moments forts ne sont pas forcément disponibles : la kola, le vin de palme, le kaolin, etc.

Enfin, la pratique des *tontines*, c'est-à-dire les ristournes permettant d'obtenir des microcrédits, en vogue en Afrique, devient très courante en situation de migration. Nombreux sont les Africains qui se constituent en associations informelles pour pratiquer des ristournes à des fins certes, explicites d'entraide mutuelle, mais cachant une dimension implicite, celle du faux-self en rapport avec les éléments de leurs pays d'origine.

Traumatisme et Migration

Blessure avec *effraction*, *désastre*, *catastrophe*, tels sont les mots qui sont souvent utilisés pour signifier l'origine grecque du mot « trauma ». En chirurgie, cette notion signifie la transmission d'un choc mécanique violent exercé par un agent extérieur sur une partie du corps, provoquant ainsi une blessure ou une impotence. Si on se réfère à l'approche psycho-dynamique, et par analogie à la perspective chirurgicale, on dira que le traumatisme psychique désigne, non pas uniquement la pénétration, la transmission d'un choc exercé par des agents extérieurs sur le psychisme en y créant des modifications sur le plan psychopathologique, mais il renvoie aussi à la valeur assignée à ce qui est arrivé, et considéré comme un corps étranger, un parasite. Et, bien plus, le traumatisme correspond au processus en cours d'action depuis la transmission du choc et les modifications psychopathologiques entraînées, jusqu'à la

---

[81] Terme issu de l'ethnie Kongo qui désigne un statut, celui de « parleur », quelqu'un qui manie bien la parole en se référant aux symboles, aux mythes et rites de la tradition.

sédimentation. Par conséquent, tant qu'il n'est pas traité, le traumatisme psychique continue son chemin et peut prendre de multiples visages. De ce point de vue, il est ainsi considéré comme un phénomène qui affecte le psychisme suite à l'impact d'un événement potentiellement marquant. Il ne se réduit pas seulement à sa composante énergétique, selon Louis Crocq (1999)[82], il implique aussi une expérience de confrontation soudaine avec le réel de la mort.

L'apport de Freud a été très déterminant dans l'exploration du concept de trauma. Pour lui, le trauma n'est pas simplement une perturbation de l'économie libidinale, mais il menace plus radicalement l'intégrité du sujet. En effet, le Moi déclenche une « angoisse signal » en essayant d'éviter de se voir débordé par « l'angoisse automatique » (catastrophique) qui caractérise la situation traumatique dans laquelle celui-ci se trouve sans défense. Le traumatisme concerne également tout évènement qui perturbe l'équilibre affectif d'une personne, provoquant ainsi la mise en œuvre de ses mécanismes de défense.

De plus, Freud emploie le vocable de « trauma » pour désigner un choc violent, surprenant le sujet, qui ne s'y attendait pas, et qui s'accompagne d'effroi.

Dans *Au-delà du principe de plaisir (1920)*[83], il diversifie les termes d'effroi, de peur et d'angoisse. Si l'angoisse désigne un état caractérisé par l'attente du danger et la préparation à celui-ci, même s'il est inconnu, en revanche, la peur apparaît là où le rapport à l'objet du danger est exclusif. Enfin, l'effroi est considéré comme un état qui survient quand on tombe dans une situation dangereuse sans y être préparé. Ici l'accent est plutôt mis sur le facteur « surprise ». Si on compare avec le terme de stress, on peut affirmer que le stressé fait face à un danger tout en mobilisant ses ressources défensives. Ce qui lui permet de maintenir toute image réelle à l'extérieur de son psychisme. Dans le traumatisme par contre, l'image du réel de

---

[82] CROCQ, L. (1999)., *Les traumatismes psychiques de guerre*, Paris, Odile Jacob.
[83] FREUD, S. (1920)., Au-delà du principe de plaisir, in *Essais de psychanalyse,* Paris, Payot, 1968.

la mort va faire effraction dans l'appareil psychique en s'incrustant comme un corps étranger. La blessure psychique secrétée par cette effraction sera irrémédiable dans le fonctionnement de l'individu. Ce qui justifiera plus tard, la survenue d'importants troubles psychiques. On peut par là en déduire, que ce qui fait le traumatisme psychique n'est pas tant la nature de l'événement, mais plutôt cette rencontre de l'individu avec le réel de la mort. S'inspirant de l'approche phénoménologique, Crocq (1999) insère dans la problématique du traumatisme, la question du sens.

Le traumatisme n'est pas seulement effraction, invasion, et dissociation de la conscience, il est aussi déni de tout ce qui était valeur et sens. C'est surtout la perception du néant, mystérieux et redouté. Ce néant dont nous avons l'entière certitude qu'il existe inéluctablement, mais dont nous ne savons rien et que nous avons toute notre vie nié passionnément. Pour Freud (1936)[84], le néant est considéré d'une certaine manière comme quelque chose qui est de l'ordre de la mort. Il note ainsi à juste titre : « nous savons tous que nous allons mourir, mais nous n'y croyons pas... nous vivons comme si nous étions immortels ». Cette thèse corrobore celle de Barrois (1988)[85] qui indique : « Tout le monde sait ce que c'est qu'un cadavre, mais personne ne sait ce que c'est que la mort ».

Dans la même perspective, Ferenczi (1919)[86] considère le traumatisme comme un choc inattendu qui agit comme un anesthésique. Ici l'activité psychique s'arrête net, une paralysie totale envahit le corps et la perception. Pour lui, le choc produit l'angoisse, qui n'est autre que le sentiment d'incapacité à s'adapter, donc à fuir ou à répondre par la force à la force attaquante. Le sujet traumatisé est aussi confronté à la question de la désobjectalisation, conséquence des cassures et des processus d'auto-déchirures l'empêchant ainsi à maintenir intact une relation d'objet.

---

[84] FREUD, A. (1936)., *Le moi et les mécanismes de défense*, Paris, PUF.
[85] BARROIS, C. (1988)., *Les névroses traumatiques*, Paris, Dunod.
[86] FERENCZI S. (1919). Psychanalyse des névroses de guerre, *O.C. III, Psychanalyse 3*, Paris : Payot, 1982.

Green (1986) [87] quant à lui, utilise le terme de narcissisme de mort ou du narcissisme négatif qui vise à un retour régressif au point zéro d'excitation. L'affect serait l'indifférence et il y aurait détournement des pulsions du Moi vis-à-vis de ses buts. Cette indifférence est aussi la réponse face à un sentiment de détresse induit en situation de migration. Celle-ci peut être comparée au modèle du traumatisme de la naissance décrit par Rank (1924) [88] et à la perte de la mère protectrice. Elle correspond également, en se référant aux travaux de Bion (1962) [89], à l'expérience de la perte de l'objet contenant.

Si dans la littérature, les guerres et/ou catastrophes naturelles ont longtemps constitué les sources du traumatisme, il est aujourd'hui démontré, suite à de nombreuses études que la migration peut aussi constituer une réalité traumatique. Elle s'ajoute chez certains sujets à des traumatismes déjà vécus antérieurement. Nathan (1987) [90] a justement affirmé que toute migration est traumatique parce qu'elle rompt l'homologie entre le cadre culturel externe et le cadre interne intériorisé. Thèse à relativiser puisque nous avons par ailleurs montré que la migration peut être une situation très confortable à certains égards.

Toutefois, pour certains immigrants, quand il y a rupture dans une situation de rencontre culturelle, celle-ci provoque une réactivation des mouvements psychiques proches de ceux que Spitz (1979) [91] a décrits sous forme de « l'angoisse du huitième mois » vécue par l'enfant devant l'inconnu. Au cours de cet âge, l'enfant accueille les visages qui lui sont familiers, notamment celui de la mère par le sourire ; séparé de celle-ci, tout visage inconnu entraîne chez lui des pleurs et des cris. D'autres auteurs aussi comme Piaget, Wallon et aussi Klein ont souligné que le visage de l'étranger est le signe de

---

[87] GREEN, A. (1986)., « Pulsion de mort, narcissisme négatif, fonction désobjectalisante », *In collectif, La pulsion de mort,* Paris, PUF.
[88] RANK, O. (1924)., *Le traumatisme de la naissance,* Paris, Payot.
[89] BION, W. (1962)., *Aux sources de l'expérience,* Paris, P.U.F.
[90] NATHAN, T. (1987)., La fonction psychique du trauma, *Nouvelle Revue d'Ethnopsychiatrie,* N°8, 7-9.
[91] SPITZ, R. (1979)., *de la naissance à la parole,* Paris, P.U.F.

l'absence de la mère, et c'est à travers cette réalité que les prémisses de la structuration du langage vont être posées. Ainsi cette réalité vécue dans l'enfance est réamorcée en situation de migration. Celle-ci nécessite, par conséquent un travail de deuil suite aux pertes réelles ou symboliques causées par la séparation géographique et fantasmatique avec ses racines (objets d'investissements tels que les êtres aimés, l'ambiance du pays, les codes culturels). On peut évoquer aussi la perte du statut social (de père, de mère, d'enfant).

En effet, les personnes qui s'exilent perdent leur domicile, leur parenté, leur langue et leur communauté. Celles-ci subissent souvent d'importants traumatismes pendant le voyage et un choc culturel à leur arrivée dans le pays d'asile. Nous convenons avec Grinberg (1986) que la migration peut être une phase traumatique aiguë pour certains, mais le concept de trauma ne doit pas être seulement rapporté à un fait isolé et unique ayant trait essentiellement au changement de lieu et aussi au moment de l'arrivée dans une terre inconnue. Il doit également être rattaché à des situations qui se prolongent durant des périodes plus ou moins longues, telles que des privations physiques et affectives, des séparations, des réclusions dans des pensionnats ou des asiles, des hospitalisations. Cette mise au point faite, nous pouvons alors déduire que le traumatisme de la migration comprend également une constellation de facteurs déterminants tels que l'anxiété, la peine, la crainte etc. En effet, la réaction de l'individu au moment de l'évènement traumatique ne suffit pas à déterminer si dans les jours qui suivent, il y aura des effets traumatiques, puisque cela dépend de la personnalité du sujet et tant d'autres facteurs. Il arrive assez souvent qu'il y ait une période de latence variable entre les faits traumatiques et leurs effets détectables. Ce qui peut expliquer des moments de deuils différés.

Nonobstant, la migration reste une situation de crise puisqu'il y a un changement brusque dans la vie entraînant rupture, séparation ou arrachement et une perturbation temporaire des mécanismes de régulation de l'individu. Dans les premiers temps, il se produit en général des états de désorganisation, à des degrés variables. Ces états peuvent provenir du conflit entre le désir de se confondre avec les autres pour ne pas se sentir marginal « différent », et le désir de se différencier pour continuer à être « le même ». Ce conflit peut provoquer des moments confusionnels ou des moments de dépersonnalisation voire de déréalisation à cause des deux désirs, des deux types de sentiment, des deux cultures. Les personnes qui se trouvent dans cette situation se demandent fréquemment : « *Où suis-je ?* », « *Qu'est ce que je fais ici ?* ». Cette perturbation au niveau temporo-spatial peut se manifester par le mélange des souvenirs avec des situations actuelles. Cette réalité, ajoutée à celle liée aux processus d'acculturation et d'interculturation qui accompagnent l'adaptation à leur nouvelle vie, a d'importantes répercussions sur la santé mentale et par conséquent complique les liens d'attachement. Autrement dit, le sujet migrant se retrouve dans une situation de déréférence qui n'inaugure pas nécessairement une production d'interculturalité. Le travail de deuil qui peut être proposé par le personnel soignant reposera, entre autres sur l'évaluation du sujet concernant sa solidité psychique à accepter la séparation et les pertes qui sont induites en investissant des éléments symboliques ou fantasmatiques autres que ceux auxquels il était initialement attaché. C'est là où la notion d'attachement, telle qu'elle fut abordée par Bowlby (1978) [92] revêt toute son importance. Son intérêt nous semble être l'un des gages d'une meilleure contribution à la compréhension des incidences psychologiques de la migration. Faire un détour pour éclairer ce concept constitue pour nous un préalable avant de poursuivre le cours de notre réflexion.

Par souci de remise en perspective, il est nécessaire de préciser que ce concept a été élaboré dans un contexte historique et politique se situant en 1929. Cette période qui fait suite à la guerre de 1918, a permis de constater que beaucoup de parents avaient été tués et avaient laissé derrière eux de nombreux orphelins. Ceux-ci étaient privés, de fait du lien affectif qu'ils avaient noué avec leur parent. Partant de cette réalité, le concept d'attachement est pensé par Bowlby, à partir

---

[92] BOWLBY, J. (1978)., *Attachement et perte :* vol. I. L'attachement, Paris, PUF.

de travaux d'observation, comme la propension à établir des liens forts avec des personnes particulières. Cette propension existe dès la naissance et se maintient tout au long de la vie. Le besoin d'attachement est un besoin primaire, inné chez l'homme.

Cet attachement se développe à partir de comportements innés : pleurs, succions, agrippements qui permettent de maintenir la proximité physique et l'accessibilité à la figure d'attachement privilégiée qui est le plus souvent représentée par la mère.

Les fonctions de cet attachement sont la protection, le réconfort et la consolation quand l'individu perçoit des menaces extérieures ou internes. Si les réponses de l'entourage sont adéquates au besoin d'attachement de l'enfant, ce dernier développera une base de sécurité et une image de lui-même positive.

A partir de cette base de sécurité, de nouvelles compétences apparaissent : la capacité de se séparer pour explorer l'environnement, la capacité d'attendre une réponse et plus tard de répondre à son tour aux besoins d'attachement d'un plus petit ou d'un plus faible. Ceci caractérise un attachement « sécure ».

Autrement dit, il s'agit de trouver, dans cette relation d'attachement une forme d'équilibre que Stern (1989)[93] désigne sous le terme « d'accordage affectif ».

Ainsi, les sujets en situation de migration sont confrontés à cette réalité psychique de l'attachement vécue antérieurement dans la prime enfance. Celle-ci est exhumée par cette forte nostalgie vis-à-vis de la terre mère, la mère patrie, ce qui entrave le processus de deuil.

De l'étymologie grecque nostos, revenir et algie-douleur, le mot nostalgie désigne le mal du « pays » ; un sentiment douloureux vécu en termes à la fois d'absence et de manque. Ce n'est plus seulement l'exil, mais c'est aussi le

---

[93] STERN, D.N. (1989)., Les interactions affectives, In *Psychopathologie du bébé, Lebovici S, Weil-Halpera F,* Paris, P.U.F.

temps qui passe qui conduit à investir le passé de façon douloureuse. Un temps qui renvoie aussi à la mémoire d'un passé révolu et vécu comme tel, d'un espace psychologique difficile à retrouver.

Sur le plan affectif, la nostalgie désigne un sentiment vécu de façon douloureuse du fait de la perte qui s'y rattache. Elle peut renvoyer aussi à la satisfaction de se rappeler cette perte. La nostalgie peut donc être ressentie comme ayant un caractère doux et amer à la fois. D'un point de vue pathologique, la nostalgie peut alors être perçue comme un arrêt du travail de deuil, investissant dans l'imaginaire ce qui entoure l'objet perdu et qui ne sera jamais abandonné. Elle permet justement le lien entre l'objet perdu, ce qui l'entoure et les différentes composantes de l'Idéal du Moi. La relation nostalgique est alors cherchée pour elle-même. Aucun objet ne peut répondre à cette quête indéfinie. En d'autres termes, la relation nostalgique, rajoute à la dépression, à la perte de l'objet, le sentiment de la perte d'une partie du Moi idéal. Perdre la nostalgie, c'est perdre une partie de Soi, c'est appauvrir la relation aux objets internes. Cette réalité est d'ailleurs retrouvée au travers des souvenirs sensoriels (la nostalgie de l'enfance ponctuée par les lieux, les goûts, les odeurs qui seraient la constituante universelle de notre relation à nous-même et à notre passé) ; de la tradition familiale avec les mythes et les rites qui la constituent ; et de la communauté culturelle dans le sens de l'expression d'un sentiment lié à l'expérience culturelle, c'est-à-dire, le Nous, transcendant son propre vécu, déjà passé au détriment d'un sentiment fondé sur l'idéalisation des valeurs communautaires.

Pour Stern (1995)[94], la nostalgie de l'immigrant est vitale à la construction de son identité dans une double référence. Sa vitalité, son imaginaire et sa créativité en dépendent. Et les différents modes de l'évocation nostalgique seront les garants du sentiment de continuité et de cohésion interne par-dessus les différences, les départs et les ruptures. En même temps, les sujets peuvent être nostalgiques de la pratique des rituels funéraires qu'ils n'ont pu accomplir lors des décès de

---

[94] STERN, J. (1995)., *L'immigrant et sa nostalgie,* Paris, Ed Langage et société.

leurs proches survenus dans leur pays d'origine. Du coup, cela entrave le processus de deuil. Les cauchemars, les hallucinations, qui prennent la valeur d'un retour du réel d'un objet dont l'absence n'a pu être symbolisée, constituent quelques expressions cliniques de l'échec d'un travail de deuil chez le sujet migrant. Peuvent s'ajouter à cette liste, certaines formes de dépressions graves qui surgissent à cause d'une forte culpabilité. En effet, la perte d'un objet, quand il est brutalement arraché à la vie du sujet, alors que les liens avec celui-ci étaient riches et variés, est une perte irremplaçable, d'autant plus traumatique. En situation de migration, on pourrait déduire que les choses sont plus complexes dès lors qu'on est loin du lieu des funérailles, que l'on n'a pas été présent pour les derniers adieux.

En dépit de ces nombreuses considérations, notons que Winnicott (1975)[95] soutient l'idée selon laquelle la continuité de l'existence est assurée par l'héritage culturel, mais nous pensons que cela n'est pas une panacée dans la mesure où l'apparition d'une crise, avec son sens de « rupture », paraît démontrer que l'héritage culturel n'est pas suffisant en lui-même pour assurer cette continuité. D'autres éléments, surtout ceux liés à la personnalité du sujet et aux conditions de la structuration de celle-ci, doivent être pris en compte.

Par ailleurs, Winnicott considère « l'héritage culturel » comme un prolongement de « l'espace potentiel » entre l'individu et son environnement. L'utilisation de « l'espace potentiel » est donc subordonnée à la formation d'un « espace entre deux » entre le Moi et le non-Moi, entre « l'intérieur » (le groupe d'appartenance) et l'extérieur (groupe de réception), entre le passé et le futur. L'immigrant a besoin d'un espace potentiel qui lui sert de lieu de transition et de temps de transition, entre le pays-objet maternel et le nouveau monde externe : « espace potentiel » qui offre la possibilité de vivre la migration comme un « jeu », avec tout le sérieux et les implications que cela représente pour les enfants. Cet espace

---

[95] Winnicott, D.W. (1975)., Le rôle de miroir de la mère et de la famille dans le développement de l'enfant, In *Jeu et réalité* (traduction française), Paris, Gallimard (Œuvre originale, 1971).

potentiel est le véritable lieu de déploiement de l'interculturation.

Si la création de cet espace potentiel échoue, il se produit une rupture dans la relation de continuité entre l'entourage et le self. Un immigrant qui se retrouve dans cette situation de perte prolongée d'objets en qui il puisse avoir confiance dans son entourage, souffre aussi d'une diminution de sa capacité créative. La possibilité de récupérer ses capacités créatives dépendra de son habileté à élaborer cet isolement et à le surmonter. Partant de ces considérations, on pourrait déduire que la migration est un des évènements de la vie exposant l'individu qui l'expérimente, à passer par des états de désorganisation qui exigent une organisation ultérieure. Winnicott (1974) [96] a également examiné la « crainte de l'écroulement » qui assaille de nombreux individus et qui est liée à leur expérience passée et aux caractéristiques environnantes. Elle consiste, profondément, en une peur de l'écroulement du self et de l'organisation du Moi. L'immigrant peut être amené à expérimenter cette réalité de l'écroulement précisément lorsqu'il perçoit la perte de soutien dans le nouvel environnement, liée au danger d'une chute sans limites dans un état de désintégration. Si le Moi de l'émigrant, de part sa prédisposition ou de part les conditions de sa migration est trop sévèrement malmené par l'expérience traumatique vécue ou qu'il continue à vivre, il lui en coûtera de se remettre de l'état de désorganisation auquel il a été confronté et il souffrira de différentes formes de pathologie psychique ou physique.

Dans le même ordre d'idées, Abou (1981)[97] considère qu'un sujet migrant peut être déchiré entre deux cultures, et que si celui-ci n'arrive pas à concilier les deux, il se débat, dans les profondeurs de son inconscient, entre deux images du père, deux Surmoi contradictoires, et il vit une crise d'identité susceptible d'engendrer des troubles graves de la personnalité. Une telle crise peut avoir sur l'individu des effets

---

[96] Winnicott, D.W. (1974)., L'état de dépendance dans le cadre des soins maternels et infantiles et dans la situation analytique, In *Processus de maturation chez l'enfant,* Paris, Payot (Œuvre originale, 1963).
[97] ABOU, S. (1981)., *L'identité culturelle*, Paris, Éditions Anthropos.

particulièrement néfastes : sentiment d'infériorité, mépris de soi, repliement sur soi, angoisse, agressivité. Les choses peuvent aller plus loin : l'individu peut arriver à perdre toute joie de vivre, à « entrer dans la mélancolie » et à perdre même toute volonté de vivre. L'accommodation constante du comportement aux exigences tacites de la société d'accueil ne serait pas supportable, si les immigrés ne trouvaient, dans le milieu de la famille et de la communauté ethnique, la possibilité de s'exprimer spontanément, tels qu'ils ont préalablement appris à le faire, avec la certitude parfois bien illusoire d'être compris et effectivement acceptés. Or, quand ce milieu vient d'une manière ou d'une autre à manquer, en sus de certaines situations que nous avons évoquées plus haut, le sujet risque d'être vulnérable à un fort degré de déculturation menaçant son équilibre psychique, et entraînant ainsi des troubles psychologiques.

Du trauma à la psychopathologie de la migration

Lors de nos rencontres avec les immigrants, quand à un moment ou à un autre des entretiens sont évoquées les raisons de l'immigration, pour un bon nombre de cas, il ressort le motif de guerres et des exactions subies dans le pays natal, corrélé à celui de menace vitale pour soi et pour ses proches. En effet, quelle que soit sa forme ou les raisons de son déclenchement, la guerre demeure un phénomène effervescent. Elle génère des événements traumatiques qui blessent et fragilisent les victimes. Autrement dit, la guerre demeure en dépit des autres situations, l'une des possibilités permettant d'alimenter la problématique du traumatisme. Comme angle d'attaque, on pourrait au premier chef, mettre en évidence le traumatisme et les différentes formes d'agressions, outre leurs conséquences sur le plan psychologique, social et biologique.

Deux formes d'agressions peuvent être identifiées : les agressions directes et les agressions indirectes.

Les agressions directes sont engendrées par les armes, les tortures sous toutes leurs formes, l'épuration ethnique, le viol, les épidémies.

Les agressions indirectes, en revanche sont causées par les spectacles terrifiants, la destruction des hôpitaux, des établissements scolaires, les pillages, les accusations erronées (sorcellerie, désagrégation des familles).

Ces agressions vont engendrer plusieurs conséquences aussi bien somatiques que psychologiques.

Au plan somatique, on peut citer les blessures diverses, la malnutrition, la faim etc.

Au plan psychologique, Tomkiewicz (1997)[98] a repéré trois types de conséquences : immédiate, à moyen terme et à long terme.

Les conséquences immédiates : il s'agit de réactions névrotiques aiguës qui peuvent se manifester sous forme de traits hystériques, de fugues avec sentiment de peur intense, sans cause objective, des palpitations et des blocages respiratoires. Ces symptômes pourraient s'accompagner d'un sentiment pénible de menace diffuse de mort imminente, de perte de familiarité avec le milieu.

On peut aussi constater des psychoses réactionnelles brèves se caractérisant par un état de détresse, des idées délirantes, des hallucinations auditives ou visuelles avec désorientation temporo-spatiale ainsi que des moments d'agitation. On peut signaler par ailleurs, la présence d'une angoisse qui peut paraître indescriptible. Cela peut se traduire par une certaine instabilité chez le sujet qui peut être amené à fuir comme si la menace était réelle.

---

[98] TOMKIEWSZ, S. (1997)., L'enfant et la guerre In *Les enfants dans la guerre et les violences civiles*, MICHEL BERTRAND Paris, L'Harmattan.

A en croire Barancira (1997)[99], ces troubles aigus peuvent durer de quelques heures à plusieurs jours. L'évolution est souvent favorable en quelques jours. Elle est constatée à partir de la normalisation du contact et de la critique du délire.

Cependant, ce pronostic est différent dans les zones où les tensions perdurent. C'est le cas des pays confrontés à une grande pauvreté et à la désagrégation du tissu social. Ce pronostic pourra dépendre aussi du type de relation familiale réorganisé après la guerre.

Les conséquences psychologiques à moyen terme peuvent se caractériser par des réactions dépressives aiguës, entraînant un véritable état de deuil intense avec douleur morale. On peut aussi observer la perte de repères, une petite délinquance, la prostitution, des passages à l'acte auto et hétéro qui sont l'expression des pulsions mortifères, un sentiment de fin du monde, des tentatives de suicide.

Enfin les conséquences psychologiques à long terme peuvent se subdiviser en deux :

- les séquelles psychosociales ou troubles de l'adaptation, même si d'après Tomkiews (1997), les survivants atteignent une adaptation sociale meilleure que celle qu'on aurait pu prédire. Ce point de vue ne fait cependant pas l'unanimité des auteurs, il faudrait le mettre peut-être en lien avec la notion de résilience ;

- les troubles chroniques d'évolution plus tardive : il s'agit des états psychotiques d'évolution prolongée.

On pourrait faire figurer sur cette liste, des symptômes classiques tels : les troubles caractériels ou relationnels rarement perçus par les victimes elles-mêmes mais rendant impossible la vie en communauté.

A première vue, cette souffrance apparaît cachée. C'est au moyen d'une psychothérapie qu'elle se fera jour à travers

---

[99] BARANCIRA, S. (1997)., Aspects psychiatriques en situation de catastrophe au Burundi In *Les enfants dans la guerre et les violences civiles*, Michel Bertrand Eds, Paris, L'Harmattan.

l'évocation par le sujet de souvenirs lancinants ou de témoignages permettant de dire l'indicible.

Il est aussi à noter que certains troubles psychiques pourraient s'inscrire dans une problématique transgénérationnelle et apparaître plus tard chez les enfants des agresseurs et/ou des agressés.

En tout état de cause, la guerre fragilise en tous points de vue les populations au premier rang desquelles se trouvent les enfants. De nombreux exemples sur les enfants de la rue, les enfants soldats connus dans les pays qui ont été frappés par des guerres civiles sont très édifiants et témoignent de l'ampleur de la situation.

Dans le droit fil de ce qui précède, et porté par le souci de précision, nous faisons remarquer que les symptômes évoqués dans les pages précédentes, en tant que signes pathognomoniques des situations traumatiques figurent aussi bien dans le DSM III et dans la CIM X, dans la catégorie de l'entité nosographique du PTSD.[100]

En effet, des précisions ont été apportées dans le DSM IV montrant que les états traumatiques sont répertoriés à partir de leurs conséquences sur les individus en considérant différents niveaux : psychique, physique et comportemental.

Ainsi, l'état de stress post traumatique correspond à une réaction pathologique anxieuse survenue suite à l'exposition à un événement hors du commun et capable d'induire de la détresse émotionnelle chez la plupart des individus. Les symptômes répertoriés sont :

- la reviviscence de l'événement traumatisant (cauchemars à répétition) ;

- l'émoussement des affects et évitement de tout ce qui est lié à l'événement traumatique (amnésie des souvenirs liés au trauma) ;

---

[100] P.T.SD : post traumatic stress disorder - état de stress post-traumatique

- l'hyperactivité neurovégétative (pâleur, sueur froide, tachycardie).

Chez les enfants, les symptômes post-traumatiques peuvent transparaître de façons diverses comme : les rêves angoissants, l'agitation motrice et les désordres de l'attention, mais aussi le déni des évènements traumatiques, la régression psychoaffective et comportementale ou encore l'anesthésie affective, la tristesse. Par ailleurs, dans un certain nombre de cas, les réactions post-traumatiques peuvent donner naissance à une véritable dépression infantile.

Par ailleurs, il a été rapporté par de nombreux auteurs, qu'en situation de migration, les sujets récemment immigrés de zones d'instabilité sociale et témoins de conflits civils importants peuvent présenter des taux élevés des symptômes caractérisant l'état de stress post-traumatique. De tels sujets peuvent être particulièrement réticents à évoquer des expériences de torture et de traumatisme du fait de leur situation précaire d'immigrants politiques.

A l'évidence, le P.T.S.D ne fait nullement mention des spécificités qui ont pu être constatées chez le demandeur d'asile. Elles concernent, comme l'indiquent Baubet et ses collaborateurs (2004) quatre moments forts : « le vécu pré-migratoire », « l'expérience de l'exil », « la dimension transculturelle » et « le vécu post migratoire »[101]. Leur prise en compte est nécessaire pour le diagnostic comme pour le soin.

En effet, le vécu pré-migratoire concerne les souffrances dramatiques et extrêmes auxquelles certains demandeurs d'asile ont été exposés.

L'expérience de la migration et de l'exil a attrait à l'idée de la rupture entre le pays d'origine et le pays d'accueil.

La dimension transculturelle quant à elle permet d'affirmer le diagnostic, d'améliorer l'alliance thérapeutique et de proposer des soins plus efficients lorsqu'il existe un codage

---

[101] BAUBET, T, ABBAL, T et coll. (2004)., Traumas psychiques chez les demandeurs d'asile en France : des spécificités cliniques et thérapeutiques, In *Le journal international de victimologie,* Paris.

culturel des troubles. De ce point de vue, la culture constitue un outil heuristique déterminant dans la compréhension des problématiques sociales qui engagent l'individu dans son rapport à l'autre et à son environnement. Elle permet aussi de comprendre le sens que le sujet attribue à la notion de mal et de la maladie. Car il n'est plus à démontrer que la culture conditionne aussi le vécu de la maladie et la recherche de soins. C'est pourquoi certains troubles observés dans d'autres contrées et parfois en situation d'interculturalité répondent fréquemment à un codage culturel. Celui-ci concerne, selon Moro (1994), le niveau ontologique (l'être tel qu'il est construit à partir des représentations culturelles), de même qu'il détermine les théories étiologiques du patient (le « sens ») et ses logiques thérapeutiques (le « faire »).

Enfin, le vécu post migratoire, concerne selon Rousseau et Nadeau (2003)[102], le fait que les migrants une fois dans le pays hôte, se retrouvent coincés entre le discours idéal sur l'asile, la réalité d'une opinion publique souvent hostile et des politiques migratoires contraignantes qui les forcent sans cesse à prouver qu'ils ne sont pas des « fraudeurs » ou des « criminels ». Aussi, on pourrait ajouter à cette réalité du migrant, la question de l'attente qui conditionne la régularisation probable de son statut d'immigré. Pour Bruyère (1999)[103], l'attente due à la procédure de demande d'asile entraîne une mise en suspens du fonctionnement psychique. Ce temps suspendu est ponctué par des évènements : convocation de réponse de l'O.F.P.R.A[104], et du HCR[105] qui seraient traumatiques par les obligations qu'ils supposent et surtout par les enjeux qu'ils représentent. Ainsi, parler dans l'après-coup de la torture, ferait resurgir l'impression traumatique, entraînant une répétition du vécu de répression se substituant au vécu propre de la demande d'asile.

---

[102] ROUSSEAU, C, NADEAU, L. (2003)., Migration, exil et santé mentale, In BAUBET T, MORO M.R, editors *Psychiatrie et migrations,* Paris, Masson.
[103] BRUYERE, B. (1999)., Après la torture et l'exil : l'attente des demandeurs d'asile in *Le journal des psychologues*, Paris, 164, pp 52-53.
[104] Office français de Protection pour les Réfugiés et les Apatrides
[105] Haut Commissariat aux Réfugiés

Pour Jepsen (1988) [106], l'attente exerce un effet dévastateur sur la santé mentale des demandeurs d'asile, car étant dans l'expectative, ils sont dans l'incapacité de se prendre en charge. Ceci peut expliquer leur état de dépendance vis-à-vis du personnel des centres qui les accueillent.

Toutefois, nous précisons avec Doray et Louzon (1997)[107] que le cadre d'accueil n'est pas seul responsable de l'origine des souffrances intrapsychiques, le danger réside dans la force du trauma qui semble s'enkyster dans le psychisme du sujet et s'exprimer par le biais de la répétition non pas uniquement dans les cauchemars, mais également dans tout le cadre supposé les contenir.

L'étude de Heidenreich (2003) [108], portant sur la psychopathologie de l'attente fait remarquer sa particularité tant dans sa dimension réelle que dans celle qui concerne la vie psychique. L'attente génère un état de « suspension » de toute élaboration. Cet état peut s'aggraver par la présence d'angoisses liées au vécu avant la migration et aussi à l'incertitude quant au futur. De plus, il faut ajouter que même si l'attente est toujours difficile, elle ne rend pas forcément malade. Ce sont donc les conditions matérielles et subjectives de l'attente qui sont en cause, car il s'agit là, d'une attente bien particulière, d'une décision qui conditionne la possibilité même d'attendre.

De la migration au syndrome anxiodépressif

Si certains sujets en situation de migration peuvent présenter diverses pathologies psychiatriques, le constat qui

---

[106] JEPSEN, S. (1988)., The General health of Asylum Seekers- the Danish Experience in *U.Von Buchwalds (eds), Les syndromes de dépendance chez les réfugiés: origines et conséquences*, Stockholm : Ligue des sociétés de la Croix Rouge, pp 9-10.
[107] DORAY, B & LOUZON, C. (1997)., *Les traumatismes psychiques et la culture*, Paris, Erès.
[108] HEIDENREICH, F. (2003)., *Processus psychiques pendant l'attente d'une réponse à la demande d'asile chez les réfugiés et leurs familles*, Mémoire pour l'obtention du D.E.A, Villetaneuse, Université Paris XIII.

ressort de notre pratique clinique nous amène à affirmer que la dépression est la maladie qui justifie les premières demandes de prise en charge de ces populations. Elle est aussi souvent une voie d'entrée vers des psychoses aiguës et chroniques telles que les bouffées délirantes aiguës, les confusions mentales ainsi que des psychoses hallucinatoires, paranoïaques et des accès mélancoliques et maniaques.

Klein (1967)[109] affirme que l'affect dépressif naît du sentiment d'avoir perdu l'objet ou plutôt des aspects de l'objet, et de la résignation à l'intérieur de soi-même. La douleur ainsi provoquée par une expérience malheureuse a quelque chose de commun avec le deuil et quelle que soit sa nature, celle-ci réactive la position dépressive infantile. Dans le même ordre d'idée, Bibring (1953)[110] mentionne que le Moi réagit au danger, c'est-à-dire, à la perte de l'objet par l'anxiété et la dépression. Lors de la perte, le Moi revit un état antérieur de détresse qu'il a pu ressentir dans l'enfance. De ce fait, l'auteur considère que l'affect dépressif est une expérience subjective universelle.

Par ailleurs, si l'idée selon laquelle les pertes et les changements peuvent générer des situations traumatiques est fortement admise par la plupart des auteurs, il ne faut pas omettre selon Pollock (1982)[111] que celles-ci suivent trois lignes qui prennent en compte les « trois P» : *Prédisposition, précipitation* et *perpétuation*. Ce qui signifie que, suivant l'histoire de chaque personne, il peut y avoir des facteurs qui, sans être traumatiques en eux-mêmes, peuvent fonctionner comme des *prédispositions* à des évènements non traumatiques pour les autres. Ces évènements peuvent entraîner chez le sujet des réponses *empressées*, qui à leur tour, peuvent se *perpétuer* et l'exposer de façon permanente à la répétition, produisant des effets de situation traumatique chronique.

---

[109] KLEIN, M. (1967)., « Contribution à l'étude de la psychogenèse des états maniaco-dépressifs *in Essais de psychanalyse*, Paris, Payot.
[110] BIBRING, E. (1953). The mecanism of depression, *In P. Greenace*, Ed affective disorders, New-York, International Universities Press.
[111] POLLOCK, G. *On the aged ant psychopathology*, Int. J. Psychoanal, 1982: 63: 275-81.

L'histoire individuelle est donc un élément important quant aux réactions adoptées face aux différentes situations qui se présentent. En d'autres termes, nous pouvons dire que l'être humain réagit face aux évènements du présent en fonction des expériences du passé infantile, particulièrement celles qui se réfèrent aux pertes d'objet, aux séparations et aux sentiments de culpabilité.

Ainsi, tous ces éléments vont entraîner chez certains sujets vulnérables, un état dépressif dont les particularités peuvent se résumer comme suit :

- l'humeur dépressive, qui d'après Delay (1946) est « la disposition affective de base qui donne à chacun de nos états d'âme une tonalité agréable ou désagréable oscillant entre deux pôles extrêmes du plaisir et de la douleur »[112] ;

- l'humeur dépressive se traduit par un vécu globalement pessimiste avec de nombreux sentiments d'insatisfaction, de dévalorisation et d'autodépréciation, qui conduisent, dans les cas les plus graves, au développement d'idées torturantes d'indignité, d'incurabilité et de culpabilité ;

- au cours d'un état dépressif, l'anxiété en tant que composante (du tableau dépressif) doit être appréciée de façon plus précise.

A propos de cette composante, il existe par exemple une anxiété qualifiée de « réactionnelle » qui est déclenchée par un évènement précis. Le traumatisme causal peut être une situation personnelle vécue comme insupportable. La perte d'un lien affectif peut déclencher un état anxieux. La survenue de l'angoisse s'explique par la réactivation d'une angoisse infantile de séparation. L'anxiété se prolonge tant que la perte affective n'a pas été reconnue, consciemment et surtout inconsciemment comme telle.

A l'instar de l'anxiété réactionnelle, il existe des états dépressifs réactionnels. Lesquels, selon Robin et Guze (1970)[113],

---

[112] DELAY, J. (1946)., *Les dérèglements de l'humeur*, Paris, P.U.F.
[113] ROBIN, E & GUZE, SB. (1970), Suicide and Primary affective disorders, *Br J Psychiatry*, 117.

sont des dépressions primaires puisqu'elles reposent sur l'existence d'un syndrome dépressif en l'absence d'antécédents de troubles psychiatriques, autres que des épisodes de dépression (ou d'excitation) et en l'absence d'affection somatique.

Par ailleurs, l'Axe I du DSM III qualifie ce type de dépression de *dépression unipolaire* majeure. Elle peut se présenter sous la forme d'un épisode dépressif ou de plusieurs épisodes récurrents avec ou sans symptômes mélancoliques.

Selon Parkes (1991) [114], de vraies dépressions apparaissent bien plus tardivement puisque des réactions ressemblant à de l'anxiété sont observées à la suite de deuils. La modalité, l'intensité et la durée de ces réactions dépendent de la personnalité du sujet, mais aussi de l'état de détresse, pratiquement constant au début, et se prolonge souvent sous la forme d'accès intermittents durant plusieurs mois.

D'après Akiskal (1977) [115], il y a des agents déclencheurs appelés « stresseurs psychosociaux » chez qui des évènements récents tels que : les deuils, les pertes, les séparations, les changements brusques de style de vie, les échecs professionnels peuvent causer une dépression. Ces évènements représentent avant tout un marqueur temporel.

En revanche Pichot (1988) [116] ne parle pas de « stresseurs psychosociaux », pour lui un sujet présente une dépression réactionnelle en tant que syndrome dépressif, quand il apparaît en liaison étroite avec un évènement psychologique traumatisant, qui a une durée relativement courte, et lorsque les préoccupations du sujet restent centrées sur la cause psychologique qui a motivé l'état dépressif. Par exemple, l'échec d'une relation interpersonnelle importante, les

---

[114] PARKES, CM. (1991)., Attachement, bonding and psychiatric problems after bereavement in adult life In *Attachment across the life cycle,* Edited by Parkes C.M., Stevenson-Hinde J, Marris P., Tavistock/Routledge, London.
[115] AKISKAL H.S. & al (1977). Cyclothymic disorder: validating criteria for inclusion in the bipolar affective group, *Am J. Psychiatry.*
[116] PICHOT, P. (1988)., Les concepts de la dépression, In *Psychiatrie et Psychobiologie,* N°3, 15-35.

difficultés d'ordres professionnel et financier, les situations de dépaysement et de solitude, etc.

Dans certains cas, l'évènement déclenchant apparaît particulièrement traumatisant et ce que l'on peut percevoir de la personnalité antérieure du sujet ne permet pas forcément d'évoquer le diagnostic de personnalité pathologique. On parle alors de dépression réactionnelle pure.

Le tableau clinique de cette dépression est dominé par l'asthénie, la tristesse, l'anxiété, la diminution plus ou moins importante de l'auto-estime, la sensation de s'appauvrir ou de se vider, la désespérance, l'auto-reproche. Soulignons ici le degré d'impuissance et de désespoir que le Moi semble ressentir face à l'idée de devoir surmonter la situation dans laquelle il se trouve, de récupérer l'objet, de le réparer et de se réparer lui-même. A cela, s'ajoute au niveau somatique, des troubles du sommeil et des conduites alimentaires, sans douleur morale intense, ni idées délirantes.

Monsieur B est un réfugié politique du Congo démocratique, ex République du Zaïre. Après avoir vécu en Belgique pendant près de trois 3 ans, il a jugé utile de demander l'asile politique en France. Âgé de 69 ans, Monsieur B est marié à deux femmes, et père de 12 enfants ; presque toute sa famille est restée au Congo sauf la première épouse qui a pu le rejoindre en France. La deuxième et les 12 enfants n'ont pu obtenir de visa pour la France. Les conditions de vie du couple sont assez précaires dans la mesure où ils ne vivent que des petites aides glanées ici et là, alors qu'en Afrique ils menaient une vie confortable du fait du haut statut militaire de Monsieur B.

Les premières crises ont commencé de façon insidieuse par un repli sur soi. Monsieur B s'était de plus en plus écarté de ses compagnons du Foyer avec qui il jouait aux cartes. L'épouse relève chez lui outre ce fait, une irritabilité accompagnée parfois par des passages à l'acte (violences physiques à son égard).

Puis s'en est suivie une consommation excessive d'alcool. Quand la dose diminuait, Monsieur B arrivait à critiquer ses actes d'agressivité envers son épouse, se confondait en excuses et se mettait à pleurer. Enfin, la femme relate aussi que son mari avait énormément perdu de poids du fait de ses prises irrégulières de repas. Plutôt que de manger, Monsieur B préférait s'alcooliser et cela dès le lever du jour.

C'est suite à un rendez-vous avec l'assistante sociale que l'alerte fut déclenchée via le médecin traitant. Une semaine après, nous recevions Monsieur B en consultations au centre médico-psychologique.

Ainsi, lors de notre première rencontre, Monsieur B était peu bavard, à peine répondait-il à quelques questions quand sa femme lui faisait un signe de la tête. La seule chose qu'il réclamait, ce de façon récurrente, était que l'on augmente la dose des antidépresseurs pour qu'il s'endorme pour toujours.

De la première à la troisième rencontre Monsieur B est resté toujours figé, humeur triste, disait ne pas avoir ni le goût ni la force de nous parler, que ça servait à rien de lui porter attention.

Seulement lors du quatrième entretien, Monsieur B nous a demandé s'il était possible que notre dialogue se fasse par le biais d'une langue qui nous est commune. C'est-à-dire le *lingala* qui est à la fois parlée par les populations du Congo Brazzaville et celles du Congo Kinshasa alors que Monsieur B, de par son niveau intellectuel n'avait aucune difficulté majeure à s'exprimer aisément en Français. Nous acceptâmes finalement ce type de contrat à l'issu duquel nous avons pu formuler les hypothèses suivantes : la langue a servi de levier pour établir une véritable relation de confiance en même temps qu'elle a permis de réhabiliter d'une certaine manière l'identité authentique de la personne.

> Au fond, à travers elle, nous avons accédé à la grille d'interprétation que le patient et sa femme avaient de l'origine des troubles. Car d'après Monsieur B, ce n'est pas logique que les gens qui ont demandé l'asile politique longtemps après lui, aient pu l'obtenir et que son dossier soit toujours rejeté. D'après lui, ceci était dû au fait qu'il n'aurait pas pu assister aux obsèques de sa mère. En tant qu'aîné des enfants de sa mère, cette absence n'est pardonnable ni par les membres de sa famille ni par les ancêtres. Autrement dit, ce qui lui arrive est donc la conséquence d'un châtiment ; Monsieur B souffrait bien d'une baisse d'estime de Soi et d'un sentiment d'inutilité qui le renvoyait à ce qu'il était dans son pays d'origine. Ce temps d'avant contrastant de façon flagrante avec celui vécu ici (pays d'un accueil incertain) justifie la mise à mal de son économie narcissique. A l'arrière-plan de cette hypothèse se dégage l'attente voire l'incertitude d'une régularisation. Celle-ci laisse émerger une pensée presque compulsionnelle d'un éventuel retour au pays, accompagné du rappel des sévices subis et de l'anticipation plausible de sa propre mort.

Toutes ces hypothèses sont en lien avec la problématique de deuils consécutifs aux pertes subies, tant symboliques que matérielles, et la difficulté de les élaborer. Contrairement aux précédents auteurs qui traitent de la migration uniquement comme une séparation à l'origine d'angoisses, d'affects dépressifs ou de dépression, Quinodoz et Guignard (2003) [117] tiennent à préciser que l'angoisse de séparation qui peut être éprouvée par chacun, dans la vie de tous les jours, peut malgré tout devenir un élément important pour l'adaptation. Pour cela, ces auteurs parlent d'apprivoiser la solitude. Il ne s'agit pas de supprimer l'angoisse, mais d'apprendre à y faire face et à l'utiliser pour la mettre au service

---

[117] QUINODOZ, J.-M., GUIGNARD, F. (2003). *L'année psychanalytique internationale,*. Paris.

de la vie. Ainsi, se sentir seul signifie prendre conscience qu'on est soi-même unique, que l'autre est également unique, dès lors que le lien qu'on entretient avec soi-même et avec autrui devient infiniment précieux.

Au final, tout changement dans la vie des individus est donc susceptible de déclencher une réaction dépressive. Or, bien que nous soyons dès la naissance soumis à des changements continuels, nous ne souffrons pas tous continuellement de dépression. Nous présumons alors que, selon les cas, les sujets présentent une certaine sensibilité à ces changements et une capacité plus ou moins grande à les surmonter.

Pour compléter, nous retenons la pensée de Haynal (1987) [118]. Pour lui, ce serait la blessure narcissique qui déclencherait l'affect dépressif. Il ajoute également que la dépression est liée à un sentiment d'impuissance qui est lui-même à l'origine de l'angoisse de l'avenir.

Bowlby (1978) [119] parle des effets « normaux » observés lors des changements et des pertes diverses. Il insiste sur le fait que la tristesse est une réaction normale et saine devant toute infortune. La plupart, sinon la totalité des épisodes les plus intenses de tristesse, est suscitée par la perte ou l'attente de la perte d'une personne aimée, de lieux familiers ou encore d'un statut social… etc.

Une personne triste sait qui (ou ce qu'elle a perdu), et désire ardemment son retour. De plus, elle va vraisemblablement s'orienter vers quelques compagnons en qui elle a confiance pour qu'ils l'aident et la réconfortent. Elle pense qu'avec le temps et de l'aide, elle va pouvoir se rétablir au moins partiellement. Ainsi, ce rapprochement vers les autres peut être considéré comme une quête d'affiliation. De ce point de vue, il constitue alors un mécanisme de défense.

---

[118] HAYNAL, A. (1987). *Dépression et créativité : le sens du désespoir*, Psychanalyse, Ed : CESURA.
[119] BOWLBY, J. (1978)., *Attachement et perte :* vol. I. L'attachement, Paris, PUF.

En effet, le sujet rejoint d'autres personnes afin de trouver du réconfort, un soutien pour lutter contre l'angoisse que crée chez lui une situation particulière.

Malgré une grande tristesse, l'espoir peut encore être présent. Si une personne triste ne trouve aucun individu vers qui elle puisse se tourner, son espoir va certainement diminuer, pourtant il ne disparaît pas nécessairement. Se rétablir entièrement seul par ses propres moyens sera certainement beaucoup plus difficile, mais cela n'est pas impossible lorsque les sentiments de compétence et de valeur personnelle ne changent pas.

Cependant, il se pourrait qu'à certains moments le sujet se sente encore déprimé.

La dépression en tant qu'humeur ressentie par la plupart des personnes de temps à autre, accompagne inévitablement tout état au cours duquel le comportement se désorganise, comme c'est vraisemblablement le cas à la suite d'une perte.

Bowlby (1978) note que tant qu'il existe des échanges actifs entre nous et le monde extérieur, que ce soit par la pensée ou par l'action, notre vécu subjectif n'est pas celui de la dépression. L'espoir, la peur, la colère, la satisfaction, la frustration et n'importe quelle combinaison de ces facteurs peuvent être ressentis. Cependant, c'est quand l'échange cesse que la dépression survient (et se poursuit), jusqu'au moment où de nouveaux modèles d'interactions s'organisent par référence à un nouvel objet ou but.

Une telle organisation, plus exactement l'humeur dépressive qui la caractérise, aussi déroutante qu'elle puisse être, est néanmoins potentiellement adaptative. Cette organisation est caractéristique de la personne qui a une santé mentale tout à fait normale. En effet, le sujet doit endurer cette période de dépression et de désorganisation, avant que progressivement sa pensée et ses sentiments se réorganisent en vue d'interactions de types nouveaux. Ici encore, son sentiment de compétence et de valeur personnelle restent intacts.

Tout ceci nous permet de dire que suivant la personnalité, les circonstances de la migration, de la séparation et l'intensité du sentiment de solitude, de détresse, etc., le sujet peut présenter des pathologies plus ou moins graves ayant des formes cliniques diverses.

Dans certains cas, la désintégration psychique se produit peu de temps après l'arrivée dans le pays d'accueil à cause de la difficulté à pouvoir supporter les nouvelles conditions et les nouveaux aspects de l'environnement : ils agissent, pour ces sujets, comme des stimuli étrangers et agressifs qui ne peuvent être assimilés.

L'expérience migratoire avec toutes ses vicissitudes, joue le rôle chez certaines personnes d'un « détonateur » qui attaque le fragile équilibre mental, obtenu au moyen de processus défensifs largement contrôlés, déclenchant ainsi l'apparition des symptômes que nous avons mentionnés dans les pages précédentes.

Dans d'autres cas, il y a une première période apparemment sans conflits et sans troubles. Après un temps, il peut se produire une décompensation et l'installation de la crise psychotique. Le plus souvent, sous la forme d'un état dépressif ou frontalier « différé » ou bien sous la forme d'une maladie somatique (ulcère gastrique, cancer, infarctus du myocarde, etc.) qui correspondrait à une « psychose du corps ». Nous pouvons illustrer cette réalité à travers le cas suivant :

Madame G, 67 ans, est d'origine rwandaise. Ancienne institutrice, elle et son mari ont quitté leur pays natal suite aux exactions dont ils étaient victimes. A première vue, ils n'ont pas connu de soucis d'intégration en France dans la mesure où le couple aussitôt arrivé a bénéficié de statut de réfugié politique. La famille s'est aussi facilement reconstituée par le biais du regroupement familial. Les six enfants restés au Rwanda ont pu aussi rejoindre les parents. Étant en situation régulière en France, Madame G a pu bénéficier de quelques formations qui lui ont permis d'avoir des contrats d'emplois ponctuels d'auxiliaire de vie pendant que le conjoint s'adonnait à des activités caritatives à la Croix-Rouge.

Nous recevons Madame G à la demande de son médecin traitant. Ce dernier nous rapporte que la patiente est suivie pour des crises récurrentes d'ulcère d'estomac qui ne semblaient pas se stabiliser malgré de nombreux traitements.

L'examen clinique réalisé ne révèle ni indice en faveur d'une dégradation cognitive ni troubles psychiatriques. Le discours de la patiente est très élaboré témoignant d'un ancrage dans la réalité. Aussi, on ne note aucun indice qui ferait penser à une conjugopathie. A première vue, les crises d'ulcère d'estomac motivant la demande, pouvaient revêtir un aspect presque banal d'après l'entourage de la patiente (son mari et ses enfants). Cependant au fur et à mesure de nos rencontres, nous avons convenu de mettre les mots sur la trajectoire migratoire de la patiente. Au départ, Madame G nous rapporte qu'elle vit bien sa migration, toute sa petite famille étant ici, elle ne voit pas en quoi cela pouvait avoir un rapport avec ses plaintes. Mais à la fin de chaque rencontre, elle nous demandait à quand aurait lieu notre prochain rendez-vous. Elle ajoutait « je me sens revivre à chaque fois que je sors de votre cabinet ».

Après moult rencontres, nous avons abouti à la déduction selon laquelle Madame G présentait une dépression masquée qu'elle dissimulait par de nombreux aménagements défensifs d'ordre névrotique : banalisation, rationalisation, intellectualisation et humour. Cette déduction fut rendue possible grâce à la difficulté d'élaboration des deuils symboliques et matériels auxquels elle était confrontée. Étant réfugiée politique, Madame G et toute sa famille sont interdites de séjour au Rwanda alors que constamment elles reçoivent des nouvelles affreuses des décès des proches restés au pays. Madame G a évoqué avoir su deux semaines après que sa mère serait décédée, sa petite sœur également sans compter d'autres membres de sa famille.

Devant cette réalité, elle nous dit être « démembrée » puisqu'elle se voit être très distante de sa famille, et qu'elle ne participe plus aux funérailles.

Cliniquement, Madame D culpabilise d'être loin de sa famille élargie, elle souffre de l'incertitude d'un retour tout en émettant le souhait d'être enterrée aux côtés des membres de sa famille.

Ce cas vient ainsi mettre en branle l'impact des éléments culturels dans la prise en charge du patient immigré. Ici, la plainte somatique « l'ulcère d'estomac » n'a été que la « caisse de résonance » d'une réalité psychique ponctuée de deuils non élaborés touchant ainsi la question identitaire. Toute thérapeutique qui ne prend pas en compte cette réalité est vouée à l'échec.

Parallèlement aux travaux auxquels nous nous sommes référés dans les lignes qui ont précédé, dans le champ de la psychanalyse du migrant et de l'exilé, les auteurs affirment que les personnes en situation de migration peuvent être sujettes à des angoisses dépressives. Ces angoisses dépressives sont déterminées par les expériences massives de perte de tout ce qu'ils ont laissé, avec la crainte de ne jamais pouvoir les récupérer. Ce qui nécessite un travail de deuil qui est souvent difficile à amorcer. A défaut de cela, on en arrive à des pathologiques aiguës voire carrément à des états psychotiques. Il arrive aussi que certaines personnes réagissent par une sur-adaptation maniaque. Elles s'identifient ainsi rapidement aux habitudes et modalités de fonctionnement des gens du nouveau pays et essayent d'oublier leurs habitudes, au nom d'un prétendu « réalisme ».

Par contre, lorsque le sujet dispose d'une capacité d'élaboration suffisante, non seulement il surmontera la crise, mais en plus, cette crise prendra une qualité de « renaissance » avec un accroissement de son potentiel créatif et un enrichissement de sa personnalité.

Nous nous rallions au travail de Nayebi (1998)[120] qui parle de la dépression d'exil. Celle-ci revêt une valeur syndromique, psychogène et réactionnelle à l'évènement d'exil.

En effet, selon l'auteur cette dépression se caractérise par une humeur triste, une inhibition et une douleur morale. Ceci s'accompagne fréquemment d'une réduction de l'idéation du champ de la conscience et des centres d'intérêts. Parfois on note une pauvreté relationnelle et des troubles de la temporalité.

---

[120] NAYEBI, J-C. (1998)., *Les dépressions d'exil, Essai de psychopathologie : Les troubles liés à l'expérience d'Exil*, Paris, Thèse de Doctorat T.1.

Les troubles s'expriment selon chaque sujet, par une atteinte plus ou moins intense de l'activité de pensée, une lassitude morale, un sentiment de vide. Il arrive aussi que la mémoire soit sélectivement atteinte (les versants concernant les aspects traumatisants liés à l'évènement exil). Les sujets se plaignent de maladies somatiques, et d'un ralentissement de l'activité motrice.

La douleur morale, signe d'un sentiment de culpabilité, se module en fonction de l'intensité du vécu de la situation de séparation en lien avec l'exil. Concernant le sentiment d'impuissance, le sujet a l'impression de « rester en arrière », de ne plus suivre le mouvement d'un épanouissement quotidien, que l'existence va plus vite que lui, qu'elle le dépasse et il se sent incapable à emboîter le rythme de sa progression. Ce sentiment n'est pas lié à une impossibilité intérieure de réaliser des actes de la vie courante, mais a trait à un constat de retard sur le déroulement de l'existence : le déprimé d'exil s'avoue être dépassé par un vide qui continue son évolution. Celui-ci se sent exclu de cette évolution et éprouve comme une incapacité à prendre part à sa propre existence.

Nayebi (1998) énumère trois formes cliniques de dépression :

- la première forme concerne, la dépression d'exil simple, sans délire. Celle-ci est caractérisée par un sentiment de tristesse et de lassitude. L'absence de projet et une mémoire douloureuse dominent les fondements de cette tristesse réactionnelle normale. L'anxiété intense, le plus souvent, relève des traits névrotiques sous-jacents, à dominance obsessionnelle (idée de retour, réussir à l'étranger). L'évènement causal de cette dépression est le plus souvent accessible et s'avère être en lien avec l'événement qui a motivé l'exil ; le contenu du thème dépressif relate un sentiment d'impuissance et d'autocritique ainsi qu'un mal de vivre.

Dans tous les cas, la blessure narcissique est présente. Un sentiment d'abandon est éprouvé par rapport à la perte d'objet et d'idéal. Le ralentissement psychomoteur comporte un aspect plus discret que d'autres de la dépression.

La temporalité est atteinte dans toutes ses formes ; cette atteinte est à mettre en lien direct avec le sentiment d'impuissance.

L'observation clinique exige cependant que les éléments d'anamnèse soient bien élucidés avant de formuler l'hypothèse-diagnostic d'une dépression réactionnelle, car, en tout état de cause, l'évènement de l'exil joue un rôle de tout premier ordre dans le déclenchement et dans le maintien de cette forme de dépression. Celle-ci est concomitante avec le fait de devoir quitter son pays natal pour un autre pays. C'est un événement, vécu avec douleur et qui peut constituer un traumatisme psychologique. Comme dans toute dépression réactionnelle, le traumatisme déclenche la dépression, mais il n'en est pas la seule cause. C'est pourquoi, la valeur pathogène de l'évènement d'exil doit être mise en lien avec la personnalité pré-migratoire et son mode d'existence pour trouver une explication et valider le diagnostic de cette forme de dépression ;

- la deuxième forme est la dépression d'exil mélancolique, avec délire dans certains cas. Ici, c'est le sentiment d'impuissance qui est dominant. Celui-ci est exprimé entre autres par l'asthénie et la fatigue pouvant se traduire tout aussi bien par un discours cohérent que par un discours totalement incohérent. La productivité intellectuelle est aussi pauvre.

En dehors d'un certain nombre de cas délirants, le malade a conscience de son état et a besoin de réconfort. Pourtant, la douleur morale, bien que ressentie, fait l'objet de rationalisation. La tonalité affective du thème dépressif n'est trahie que par des sanglots et par une expression anxieuse. On se trouve ici, très loin d'une mélancolie anxieuse avec agitation.

Par contre, dans les cas délirants, le délire est chargé d'affects pénibles : des regrets, des remords sont exprimés par rapport aux évènements passés au prix d'un désinvestissement du présent qui continue d'être vécu d'une façon pénible. La réalité n'est pas totalement désinvestie, mais le malade désespéré vit ses malheurs comme une fatalité. Les idées de négation, d'hypochondrie et d'influence, sont les plus fréquentes. Elles sont accompagnées par des idées de culpabilité et de frustration ;

- enfin, la troisième forme est la dépression d'exil anachronique.

Proche des dépressions latentes, la dépression d'exil anachronique révèle la mise en œuvre des défenses mégalomaniaques, lors de l'arrivée de l'exilé dans le pays d'accueil. La nécessité de la survie engendre une trop grande mobilisation auprès de l'exilé qui a souvent tendance à mettre en œuvre une incorporation massive et sans grande résistance des données de sa nouvelle vie. Une fois cette période terminée, et lorsque la nécessité de la survie n'occupe plus le premier plan de la vie psychique, l'exilé développe des états inexpliqués de douleur, d'insomnie, de fatigue et des troubles fonctionnels digestifs.

Deux phases constituent le déroulement processuel des dépressions d'exil : *la phase de réalisation et la phase de stabilisation.*

La phase de réalisation de la dépression d'exil est une période pendant laquelle se manifeste remarquablement la nature de l'angoisse qu'engendre l'expérience de l'exil. Celle-ci peut s'exprimer d'une part, par une sorte de persécution vécue par le sujet. L'angoisse résulte essentiellement des conditions de vie quotidienne (les difficultés à trouver du travail ou un logement). Elle est générée dans cette optique, par une véritable lutte contre l'administration du pays d'accueil.

Dans certains cas, ces manifestations anxieuses prennent la forme d'une formation réactionnelle face au contenu du discours environnant dans une langue encore méconnue de l'exilé.

Face à la solitude rencontrée chez certains exilés, des manifestations anxieuses peuvent évoluer vers un fonctionnement de type paranoïaque.

Durant cette phase de réalisation, la pensée du sujet est tournée vers son désir de retour dans son pays d'origine, ce qui traduit une crainte réelle de l'échec, que ce soit celui de l'apprentissage d'une nouvelle langue ou celui de l'obtention des papiers ou encore celui de trouver un emploi.

D'autre part, on peut retrouver une angoisse de type dépressif proprement dit. En effet, les sujets qui présentent ce type d'angoisse sont souvent nostalgiques. Le contenu du discours est pauvre et relate de profonds regrets d'une perte qui se dessine à l'horizon.

Parfois, le contenu du discours est franchement mélancolique. Le sujet est tiraillé entre deux pays, l'un qu'il ne veut pas oublier et l'autre qu'il ne peut pas investir, tant que l'ancien reste encore présent dans ses pensées. Les conflits du sujet se situent plutôt dans le registre œdipien face aux deux pays représentants les deux parents. L'ambivalence est présente, et suivant les relations qu'il a établies avec chacune des deux parties, il pourra faire alliance avec un pays ou un autre.

La phase de réalisation se déclenche souvent à la suite d'une première réalisation de perte. De nature réactionnelle, cette phase n'est pas forcément pathologique. Celle-ci est subdivisée en trois temps différents : le temps traumatique avec réalisation des pertes, l'isolation des deuils et le temps de la réorganisation. Le Moi s'engage alors dans de nombreux remaniements en fonction de ces différents temps.

La phase de stabilisation : elle consiste en une stabilisation identitaire. On y distingue deux cas de figure :

- Dans le premier cas, on note une absence de pathologie. Dans une phase de stabilisation favorable, les représentations étrangères sont devenues originelles, le temps de référence est un temps organisé et actuel : le Moi-nouveau naît du double étranger. Le travail de deuil s'est bien déroulé, le Moi-nouveau est un Moi adapté à son nouvel environnement.

Le sujet jouit alors d'une adaptation fonctionnelle, le mettant en conformité avec les normes, codes et schèmes d'un groupe de référence. Le conflit d'étrangeté n'est plus celui qui domine le destin du commerce du Moi avec le monde extérieur. Pourtant, ce conflit ne disparaît pas, il cesse seulement d'être débordant. Cependant, même si le sujet arrête à ce stade d'accorder une primauté à ce conflit, le milieu extérieur peut éveiller des formes atténuées de celui-ci, jadis prédominantes, chez le sujet non encore stabilisé.

Un bon déroulement de la première phase de la dépression d'exil permet précisément au sujet de disposer d'un solide mécanisme de défense faisant face à la répétition du conflit d'étrangeté. L'expérience de l'exil pour le sujet n'est plus une expérience de hors-lieu ni une expérience de hors-temps. Le sujet fait de nouveau partie d'une histoire collective. Les représentations étrangères sont donc devenues, en quelque sorte, originelles. C'est ce qui constitue ce que l'on pourrait désigner, à juste titre, comme l'interculturation positive.

- Le second cas de figure concerne l'émergence de la pathologie.

L'épreuve identitaire subit ici un échec et l'idée d'une continuité de la santé hors lieu d'origine ne se maintient pas.

Ainsi, suivant la personnalité pré-migratoire et l'intensité du traumatisme vécu par le sujet, il pourrait être sujet à certaines pathologies. On pourrait ainsi déduire, qu'à l'inverse du premier cas, il s'agit ici de l'interculturation négative.

Voici deux exemples pouvant illustrer nos propos.

Monsieur L est âgé de 86 ans, il vit seul dans son logement. Il a quatre enfants ; une fille et trois fils. Notons que ce patient de nationalité franco-algérienne a très peu travaillé à cause d'une invalidité. Il a été adressé par son médecin traitant pour incurie, ralentissement psychomoteur, douleur morale intense. S'ajoute à cela, le délire de persécution sur fond de mécanismes interprétatif et imaginatif. Tels ont été les arguments en faveur du diagnostic d'un état mélancolique. Monsieur L est depuis lors connu des services de psychiatrie, outre ses multiples hospitalisations au CHU pour des problèmes somatiques. Selon le médecin traitant, les troubles remonteraient à 1982.

En 2004, le patient est vu par l'équipe de l'antenne psychologique du CHU qui a tenté de mettre en place un suivi psychiatrique, mais ce fut toujours un échec puisque le patient n'honorait pas les rendez-vous qui lui étaient fixés. On note également une prise non assidue de ses médicaments. Au cours de son hospitalisation, il a été décelé de légers troubles de mémoire touchant au premier chef la mémoire antérograde. En effet, on a constaté que Monsieur L éprouvait des difficultés à se souvenir des événements récents, il arrivait même des moments où il ne se souvenait plus du tout du repas qu'il venait de manger. Outre cela, les infirmiers rapportent que le matin, surtout au moment de prendre sa douche, Monsieur L avait souvent l'air très triste mais semblait dissimuler son humeur par des petites plaisanteries.

De plus, c'est un patient coopérant, il dit qu'il est content de pouvoir parler avec quelqu'un. Il apprécie qu'on s'intéresse à lui. Pendant l'entretien, il évoque avec beaucoup de nostalgie ses nombreux déplacements entre la France et l'Algérie. Mais, il n'est plus reparti en Algérie depuis son accident de travail, à l'issue duquel il a été jugé invalide. Nous n'avons aucune information sur son épouse. Jamais il n'a voulu aborder cette question. Étant donné que nous n'avions aucune adresse de ses enfants qui vivent, d'après lui, dans la région parisienne, il fut quasi impossible de mieux connaître l'histoire réelle de ce patient. Il nous dit avoir des demi-frères en Algérie avec qui il n'a plus de contact. Le patient n'évoque pas d'autres membres de sa famille en dehors de quelques bribes d'informations lancées furtivement. Il aurait entendu par hasard que son frère venait de décéder, que ses parents étaient décédés, mais qu'il ne pouvait assister aux obsèques faute d'argent et de son invalidité. Il pense que si certains des membres de sa famille sont encore vivants, jamais ils lui pardonneront le fait qu'il se soit désolidarisé d'eux. Mis à part le tableau désagréable que le patient a présenté de sa famille, ce dernier évoque qu'il serait victime de persécutions de la part de ses voisins. Il dit que des personnes veulent profiter de lui aussi bien sur le plan financier que moral ; il évoque le fait qu'un voisin lui ait demandé de venir prier chez lui.

Le patient soupçonne son voisin de lui vouloir autre chose. Il évoque également son hospitalisation qu'il ne juge pas libre car il n'est pas venu de lui-même, quelqu'un l'aurait conduit et il affirme qu'en aucun cas il n'ira en maison de retraite. D'après lui, la plupart des patients qui sortent de l'hôpital y vont directement. Étant capable de faire son ménage, de préparer ses repas, il ne voit pas la nécessité d'être institutionnalisé. En revanche, il serait favorable à l'idée d'un déménagement dans un autre quartier afin de retrouver la plupart de ses amis. Il pense que là-bas, il serait à l'abri des persécutions.

Notre deuxième vignette concerne Monsieur Y originaire du Cameroun, et âgé de 72 ans. Marié père de 5 enfants, il est décrit par sa famille comme quelqu'un d'apaisé qui a toujours bien joué son rôle de père et d'époux jusqu'à son départ à la retraite en tant qu'ancien agent des chemins de fer. En effet, ce dernier a été conduit à l'hôpital suite à quelques épisodes d'agressivité qu'il aurait eus envers sa femme. Cette agressivité fait suite au refus de sa femme de faire l'amour avec lui. D'ailleurs, l'entourage familial ne comprend pas ce harcèlement alors que depuis près de quinze ans le couple fait chambre à part. Les raisons de cette séparation n'ont pu être évoquées, si ce n'est, celles qui concernent l'impuissance sexuelle de Monsieur Y et son problème de prostate. Pour essayer de gérer la situation qui devenait insupportable pour le couple et l'ensemble de la famille, les enfants se relayaient pour prendre leur mère chez eux quelques jours, dans l'espoir que leur père puisse se calmer. Malheureusement la situation devenait de plus en plus difficile, ce qui a finalement justifié l'hospitalisation comme dernier recours.

Dans le service Monsieur Y apparaît tout à fait adapté, bien qu'il ait fallu régulièrement le stimuler pour qu'il se livre à une discussion, ce qui nous a paru être un des indices d'un état dépressif.

A côté de cela, il faut noter une baisse de ses possibilités psychomotrices, ce qui perturbe forcément ses capacités d'autonomie. D'autres examens pratiqués dans le service font mention d'un début de démence de type frontal.

Au cours des entretiens, Monsieur Y nous a donné à observer un délire de persécution à l'encontre de ses enfants qui l'ont fait hospitaliser. Ceux-ci d'après lui seraient en train de fomenter un complot pour que celui-ci se sépare de sa femme : « j'ai tant souffert pour les élever aujourd'hui ils veulent me séparer de leur mère alors que nous avons toujours vécu ensemble... je ne comprends pas pourquoi, étant déjà majeurs, ils viennent nous perturber dans notre vie de couple (pleurs + + + +), je dois repartir chez moi car je ne vois pas ce que je fais ici ».

Par ailleurs, Monsieur Y évoque que l'idée d'un retour au Cameroun ne lui a plus jamais traversé la tête puisqu'il a perdu la plupart des membres de sa famille. Et d'ailleurs, il aimerait être enterré ici. Les contacts que nous avons eus avec le fils aîné, confirment l'hypothèse d'une atmosphère familiale très tendue entremêlée de culpabilité à la fois vis-à-vis d'un père décrit comme correct, et de l'idée de protéger une mère victime sans cesse de l'agressivité de son mari. Malgré l'évocation de cette culpabilité, l'idée proposée à la famille d'introduire une tierce personne qui viendrait, à raison de quelques heures, s'occuper des tâches ménagères et créer des espaces de détente, n'a pas été acceptée par les enfants. Pis encore celle d'envisager à la longue une maison de retraite a connu une dure volée de revers. Aussi, toute la démarche qui a consisté à expliquer la maladie de Monsieur Y, notamment sa démence frontale qui serait en lien probable avec les sollicitations sexuelles a aussi été un échec.

> Outre cela, Monsieur Y a reçu peu de visites mais a bénéficié de quelques permissions de quelques heures à son domicile à la demande du fils. Pendant ces permissions, les enfants s'arrangeaient pour que leurs parents ne soient pas ensemble, qu'il y ait toujours des gens auprès d'eux. D'ailleurs, lors de la deuxième permission, Monsieur Y a eu juste le temps de saluer son épouse pour suivre son fils qui lui a proposé une promenade avant qu'il ne regagne le service.

Ces deux vignettes cliniques, malgré une légère nuance rentrent tout à fait bien dans la nomenclature de la deuxième forme de dépression d'exil telle que Nayebi (1998) l'a décrite. L'analyse de ces cas nous inspire quelques observations.

Au demeurant, ces cas sont au carrefour d'un ensemble d'éléments qui suscitent une mise en révision perpétuelle de nos acquis dans la prise en charge des patients en général, et particulièrement ceux qui sont aux prises avec une double culture.

En effet, en sus de la culpabilité pour le premier cas de ne pas pouvoir participer aux cérémonies de deuils en Algérie suite à son invalidité, s'ajoute la peur d'être contraint d'aller en maison de retraite puisque le patient a intégré une perception occidentale selon laquelle, être vieux est synonyme de rentrer dans une maison de retraite. Selon lui, c'est la trajectoire malheureuse que suive hélas, la majorité des personnes âgées.

Dans le second cas, la culpabilité est tournée du côté des enfants, lesquels sont confrontés d'une part, à l'image d'un père « exemplaire » et à une réalité qui nécessite qu'ils se démarquent malgré tout de ce père idéal. D'autre part, malgré un retour au domicile qui semble presque difficile, il paraît improbable sinon inenvisageable que les enfants acceptent d'orienter leur père en maison de retraite. Pour eux, la personne âgée en tant qu'ancêtre en devenir doté de tout pouvoir autant maléfique que de bénédiction doit être bien traitée jusqu'à sa dernière demeure. Les données cliniques, fussent-elles objectives ne feront en n'aucun cas ombrage à une représentation culturelle qui constitue l'inconscient collectif africain.

Ensuite, nous devons faire remarquer qu'il existe peu d'alternatives visant à proposer au patient un projet qui tient à la fois compte de la dimension transculturelle et des réalités contextuelles telles que lui et les aidants naturels les vivent.

Autre remarque, pour le premier patient, à la difficulté de faire le deuil de ses parents s'ajoute celle de son existence dans la mesure où le patient se sent perdu ne sachant sur quoi son identité se fonde alors que chez le second patient, la mise à mal de son identité se joue du côté de son entourage familial, notamment de ses enfants.

Par ailleurs, on note la question de l'Œdipe inversé puisque ici, ce sont les enfants qui prescrivent les lignes de conduite au père avec comme corollaire le retour de l'angoisse de castration, reflet des limites du père à vivre aisément sa vie avec son épouse.

Devant toutes ces réalités, la prise en charge de patients paraît difficile surtout quand la famille n'ose pas coopérer du fait souvent des résistances culturelles, des non-dits qui constituent des tabous difficiles à briser.

Enfin, il ressort à l'évidence que les variables portant sur l'antériorité des troubles de la migration, corrélées à celles de la personnalité pré-migratoire, au traumatisme de la migration, à l'inadaptation post-migratoire et à la dimension transculturelle semblent sommairement bénéficier d'un nombre important de suffrages parce qu'elles constituent les piliers de l'édifice théorique de la psychopathologie de la migration et déterminent ainsi les stratégies de prise en charge des patients. Pourtant, autant la réalité clinique nous impose d'adopter une position circonspecte par rapport à ce qui peut paraître comme les fondamentaux de la clinique de la migration, autant nous devons aussi prendre en compte une donnée qui est loin d'être négligeable, c'est celle de la trajectoire du sujet immigrant. Ici comme le fait remarquer Denoux (2007)[121], la trajectoire doit être entendue dans sa première approximation comme l'ensemble des modalités temporelles et spatiales d'intégration de la migration, notamment à la structure familiale. Elle est également une construction interculturelle singulière opérée par chaque migrant afin de tenter d'articuler un passé à deux présents et un présent à deux lieux. La trajectoire s'avère aussi être associée à la réponse crasique ou dyscrasique qu'apporte le migrant à la rupture de filiation symbolique imposée par la migration. Ainsi, elle est une variable heuristique et herméneutique majeure qui vient enrichir le vaste chantier de la psychopathologie de la migration.

---

[121] DENOUX, P. (2007)., La trajectoire comme facteur associé à l'étiopathogénie des troubles mentaux dans la migration *in Annales médico-psychologiques,* 165-7, 492-502.

Conclusion

De tous temps, les questions relatives à la migration et au vieillissement ont fait partie des sujets existentiels qui de nos jours continuent à inspirer de nombreuses recherches, souvent controversées, car elles ne sont jamais abordées de façon unilatérale et univoque... heureusement d'ailleurs !

La raison peut en être tout à fait évidente du fait que le support théorique auquel se réfère chaque auteur, la méthodologie utilisée et le style de narration choisi sont différents et en même temps lèvent le voile sur sa posture et son identité professionnelle.

Pour notre part, nous avons inscrit ce travail dans le vaste champ de la psychopathologie dont l'évolution a conduit à accueillir dans son arène les perspectives de la psychologie interculturelle pour la compréhension des mécanismes psychologiques induits par le contact des cultures. Ces perspectives ont été largement nourries à la fois d'anthropologie, de psychanalyse, d'ethnologie et voire de sociologie. Plus exactement, nous restons attachés non pas par simple formalisme, mais notre expérience clinique nous en persuade de la nécessité, à la ligne directrice tracée par l'ethnopsychiatrie avec Devereux, l'équipe d'Henri Collomb à travers l'expérience de l'hôpital de Fan relayée de nos jours par les travaux de Marie-Rose Moro et de René Kaës. Cette ligne directrice met en branle d'une part, les accointances entre la psychanalyse et l'anthropologie, d'autre part, elle accorde une place privilégiée aux mythes et aux rites, et aux représentations sociales en tant qu'émanations de l'inconscient culturel. Partant de là, il s'agit de mettre tout autant l'anthropologie au service de la clinique et la clinique au service de l'anthropologie. Car, le sujet « psychopathologique » vit dans un univers culturel parsemé de rites et de mythes à partir desquels sont fondées des grilles d'interprétation concernant la définition du « normal » et du

« pathologique » qui interfèrent autant dans la détermination des facteurs étiologiques que dans les choix thérapeutiques.

De plus, l'espace dans lequel le sujet baigne est structuré par la ou les langues, un système de parenté souvent hiérarchisé qui prescrit et proscrit les règles d'organisation à travers lesquelles se reconnaissent les clans, les lignages… bref les membres de la société.

Ainsi comprendre le contexte d'émergence de troubles et le sens qui lui est attribué nous a paru constituer la première posture du clinicien.

Comment, dès lors en situation de contacts culturels, le changement de l'espace originaire, levier de notre identité que constitue la terre natale, soumet le sujet à un réaménagement psychologique dans le pays d'accueil ?

En choisissant de traiter le sujet de la migration et du vieillissement, tout en malmenant les cadres contextuels (Africain et Occidental) dans une perspective comparatiste et psychopathologique, notre visée a consisté simplement à apporter des témoignages des rencontres avec ceux qui nous donnent à « écouter » et à « voir » des réalités intrinsèques portant le sceau culturel d'une souffrance, fut-elle psychique ou somatique. Une souffrance pourrions-nous dire, à « variations multiples » puisqu'elle dépasse le cadre de l'individu concerné au premier rang pour impliquer la famille avant de devenir au final la souffrance de l'institution. Face à ces paramètres (individuel, familial, institutionnel), notre responsabilité est engagée, à vrai dire de manière incontestable puisque nous offrons un espace d'écoute servant de réceptacle dans lequel doit être dite cette souffrance pour qu'en retour, à défaut de la guérir, il s'agira pour nous de l'apaiser et de mobiliser les potentialités restantes du patient afin qu'il retrouve à nouveau le sens à la vie. Pour la famille, il s'agit d'écouter les conflits induits par la maladie de leur proche, la manière dont ceux-ci désagrègent le tissu familial et en même temps le reconsolide, et d'aider à déterminer et à accompagner la famille dans les choix et les projets thérapeutiques. Pour l'institution, il s'agit de l'écoute de la souffrance du soignant et de ce qui la génère et d'esquisser des pistes pour la pallier.

Portant ces préoccupations éthiques, ces rencontres toutes uniques dans leur quintessence ont suscité des questionnements axés prioritairement sur l'édifice conceptuel Occidental « universalisant » soumis aux lectures des faits psychopathologiques. En effet, celui-ci nous a paru être sujet à caution d'autant plus qu'il s'avère être souvent en décalage avec le patient qui en bénéficie. Outre le débat qui opposa jadis, Freud [122] à Malinowski [123] sur l'universalité du Complexe d'Œdipe, la question des paradigmes conceptuels Occidentaux souvent appliqués à des patients qui ne sont pas concernés par le contexte d'élaboration de ces théories reste toujours d'actualité. A partir de là, l'existence de la psychologie interculturelle se justifie pleinement. A fortiori, si la clinique nous démontre qu'il existe des universaux qui transcendent les spécificités culturelles : le sexe, les déterminants biologiques, force nous est de constater que cette même clinique rapporte au quotidien que les nuances culturelles sont à la base de la structuration de l'identité de la personne et que celles-ci doivent être prises en compte dans le cadre du soin qu'il soit à modalité chimique, psychologique ou sociale. Cette démonstration a concerné le second chapitre de notre ouvrage sur le vieillissement dit normal et pathologique, qui a été précédé d'un premier chapitre dont la visée est d'apporter un éclairage sur les concepts de psychopathologie et de psychologie interculturelle.

En effet, il nous semble nécessaire de rappeler que dans ce deuxième chapitre, ont été passés au crible des aspects que nous avions signifiés en termes d'invariants psychologiques, sociaux et biologiques. Ceux-ci concernent notamment les mécanismes psychologiques dans leur ensemble même si leur construction procède d'un « soubassement culturel ».

---

[122] Lire FREUD, S. (1915)., *Totem et tabou*, Paris, Petite bibliothèque Payot, 1980 ; FREUD, S. (1908)., Les théories sexuelles infantiles In *La vie sexuelle*, Paris, PUF, 1969.
[123] ROHEIM, G. (1970)., *Héros phalliques et symboles maternels dans la mythologie australienne,* Paris, Gallimard.; ORTIGUES, M.C. (1973)., *Œdipe africain,* Paris, U.G.E, Coll. 10-18 ; MALINOWSKI, B. (1971)., *La sexualité et sa répression dans les sociétés primitives* (traduction française), Paris, Payot (Œuvre originale, 1927).

Nous avons ainsi évoqué les termes d'identité, le narcissisme, le complexe de castration, le mimétisme, les bénéfices secondaires. Pour ce qui est des aspects biologiques, dans leurs versants symptomatologiques, il n'y aurait certes pas de différence significative entre le sujet dément Africain et le sujet dément Occidental.

A l'inverse, les spécificités portent généralement sur les manières dont sont signifiées la maladie et les symptômes. Derechef, nous avons montré à quelle logique culturelle le terme de « personne âgée » se prête-t-il et la difficulté de rendre intelligible le concept de « démence » en Afrique. D'ailleurs, parmi les éléments explicatifs de cette réalité figure bien le manque de statistiques suffisamment fiables en matière de démence en Afrique. De plus, nous avons montré qu'en Afrique, la démence est souvent entachée d'une connotation « sorcière ».

Fort de cette croyance, la prise en charge de cette pathologie s'avère inéluctablement difficile. L'histoire du sujet dément est aussi à prendre en considération parce que, d'elle dépend la prise en charge et aussi l'implication de la famille.

Autrement dit, si la personne qui « perd la boule » était reconnue comme étant serviable vis-à-vis de sa famille et qu'il n'y a pas de décès au cours duquel il aurait été rendu responsable, ses pertes de mots ainsi que sa désorientation temporo-spatiale seront presque sanctuarisées et deviendront ainsi l'expression d'une élévation divine et ancestrale suscitant admiration et révérence de la part de la collectivité. Toute l'attention lui est donc constamment accordée jusqu'après sa mort physique puisque symboliquement il demeurera vivant.

Dans le troisième chapitre, nous avons longuement abordé la question de la mort et des rites, de sorte à mettre en relief les différences significatives qui existent entre les deux continents, et à travers elles spécifier la place de la personne âgée dans ces deux univers culturels.

En Afrique, les rites concernant les célébrations des événements tant malheureux que festifs, les noms transmis aux descendants sont la marque de la considération dont le sujet âgé fait l'objet. Par cette entremise, il est réincarné et continue à influencer le monde des vivants. Contrairement au monde Occidental, lorsque la personne âgée meurt, son temps s'arrête, tandis qu'en Afrique, celle-ci meurt avec son temps. En d'autres termes, même si la mort physique a été constatée, dans l'imaginaire collectif africain, son esprit continuera à errer et le temps de sa présence est toujours pérennisé quelles que soient les générations.

Si de nos jours l'Occident accorde peu de place aux rites, en Afrique par contre, ceux-ci revêtent encore un intérêt capital dans la mesure où ils structurent l'individu, l'insèrent dans le groupe et conditionnent son destin. C'est à travers les rites que tout se joue en ce sens qu'ils permettent de comprendre l'organisation sociale d'une tribu. Aussi, ils participent comme nous l'avons signalé plus haut, à la construction des grilles d'interprétation et déterminent les itinéraires thérapeutiques des patients au rang desquels la médecine traditionnelle est prioritairement mise en avant. Cette grille d'interprétation consiste à apporter une réponse à l'une des questions principales que traverse toute l'Afrique, celle de l'origine du mal, de la souffrance ou de la maladie.

Fondamentalement, comme nous l'avons indiqué dans l'une de nos publications [124], la cause de la maladie est « externalisée » sur un tiers persécuteur qui est désigné par la collectivité. Dans cette configuration, c'est aux tenants de la médecine traditionnelle qu'on aura recours et non à la médecine moderne.

Par ailleurs, il y a aussi à noter toute la portée du verbe, notamment de la parole qui accompagne chaque rituel. A l'instar des écrits bibliques qui sacralisent le verbe en le dotant d'un pouvoir, en Afrique, le mot prononcé par la personne âgée peut tout aussi servir à accorder la bénédiction ou à provoquer la malédiction. Les « palabres iréniques » et les « palabres agonistiques » qui sont des instances à la fois de négociation, de

---

[124] MOUKOUTA, C.S (2002)., Thérapies traditionnelles-thérapies modernes en milieu psychiatrique au Congo : Syncrétisme ou interférence? *In Annales médicopsychologiques - Revue psychiatrique*, Paris, Elsevier éd, pp 353-361.

réparations et de gestion de conflits illustrent clairement leur fonction symbolique.

Comme l'on a pu le montrer, ce troisième chapitre a constitué la colonne vertébrale de ce livre. C'est là, en effet, que la spécificité de la culture africaine est saisie, surtout de l'intérieur, ce qui n'est pas si fréquent.

L'Africain en général, le sujet âgé africain en particulier, à l'inverse de l'Occident, ne saurait être considéré comme une monade : il est fondamentalement, un individu lié, un individu en relation. Et quand on connaît la force des liens familiaux et communautaires, et son attachement à la tradition, on peut mieux comprendre les mécanismes psychologiques qui sont mobilisés en situation de migration et partant de là, mieux adapter la thérapeutique. Faute de prendre en compte la spécificité culturelle, on risque de se fourvoyer, et de s'engager dans une démarche qui peut s'apparenter à ce que l'on pourrait appeler « un terrorisme idéologique » qui signifierait que toute chose est égale par ailleurs.

Dans notre dernier chapitre, en soumettant à un dialogue critique la question du vieillissement à l'épreuve de la migration, l'idée est au fond de parvenir à mettre en relief, quelques lignes de force d'une psychologie interculturelle qui, au-delà de son objet d'étude, réinterroge la méthodologie en vue d'une compréhension efficiente du sujet migrant vieillissant. Dans cette perspective, nous en arrivons aux déductions suivantes :

Premièrement, l'exploration de la question de la migration d'un point de vue psychopathologique est souvent abordée sous le couvert du traumatisme alors que la migration est d'abord un déplacement, pour qu'elle devienne un trauma, il faut que des conditions spécifiques soient requises. Qu'il y ait souvent choc culturel est incontestable, mais le trauma émanerait au premier plan de la trajectoire du migrant vieillissant. Car nous ne pouvons loger à la même enseigne, le trauma qui affecte le demandeur d'asile fuyant un risque de mort brutale de celui du migrant économique souffrant de la pauvreté, mais protégé de tous sévices. Par conséquent, le travail de construction psychique qui peut être réalisé dans l'après-coup doit forcément prendre en compte la trajectoire du migrant et ses possibilités d'étayage dans le pays d'accueil.

La deuxième déduction, qui reste dans le droit fil de la précédente, vise à montrer que la migration n'est pas toujours négative comme il est parfois prétendu. Elle est aussi potentialisante pour certains sujets quand ils parviennent à trouver un équilibre entre le pays d'origine et le pays d'accueil. Le fait de trouver un équilibre entre les deux univers culturels, pourrait constituer l'expression d'une interculturation positive.

La troisième déduction porte sur la nécessité de nuancer le concept de migration en le situant par rapport à la dualité paradigmatique tradition/modernité. Mis à part les aspects économiques qui confirment l'hégémonie des pays occidentaux par rapport aux pays africains, la question de la « traditionnalité » doit nécessiter un regard scrupuleux pour ne pas tomber dans des *a priori* qui contrastent avec les réalités cliniques. De nombreux travaux sur le colonialisme dont ceux d'Aimé Césaire, les essais de Léopold Sédar Senghor, et les analyses de Frantz Fanon ont fortement remis en cause l'idée qui consisterait à associer *tradition* et primitivité comme étant l'apanage des sociétés africaines arguant que toutes réalités relevant de ces sociétés, notamment en matière de soins traditionnels, seraient peu crédibles scientifiquement.

Si les Africains ont une *tradition*, il faut donc admettre qu'il en est de même pour les sociétés occidentales. La tradition reflète une façon d'être, d'agir et de penser qui n'est autre que l'expression d'une identité culturelle. De ce point de vue, les schémas représentationnels qui participent à l'élaboration des systèmes de soins et qui accordent une place privilégiée aux thérapies dites traditionnelles méritent autant de légitimité que ceux qui ont permis l'essor de la médecine moderne. On pourrait avancer dans cette même veine, que la médecine dite traditionnelle mérite aussi autant d'attention que la médecine moderne.

L'intérêt clinique de cette mise au point consiste avant tout de faire de toute réalité reflétant l'expression culturelle un levier pour une meilleure appréhension du patient et de sa souffrance. Par cette entremise, nous considérerons le patient comme un sujet de soins en respectant son histoire et son identité, plutôt qu'un objet de soins dénué de toute histoire et réduit à un simple organe présentant des symptômes.

Ceci étant, il ne s'agit pas, dans l'optique que nous défendons de la clinique interculturelle, de faire du patient migrant vieillissant un patient spécifique, mais de le prendre dans sa spécificité identitaire. C'est de cette démarche que dépendra entre autres l'alliance thérapeutique qui est recherchée dans tout acte clinique. Une alliance qui découle aussi d'une double perspective émique et *étique*, de la classification des maladies prenant ainsi à la fois en compte, comme l'affirme Bonnet (1999)[125], le point de vue local, qui s'exprime dans le vocabulaire et les concepts de la langue du patient, et celui de l'observateur ou du thérapeute extérieur à la culture du patient.

---

[125] BONNET, D. (1999)., *La taxinomie des maladies en anthropologie : aperçu historique et critique,* Paris, Sciences Sociales et Santé.

Index

A

Acculturation, enculturation · 25, 26, 137, 145, 202, 207
Africain · 36, 121, 140, 180, 185
Africaine · 35, 111, 195
Afrique · 11, 12, 16, 17, 18, 28, 35, 63, 88, 89, 92, 108, 111, 117, 119, 121, 122, 124, 128, 129, 140, 160, 182, 183, 193, 194, 196, 198, 209
Alzheimer · 36, 72, 78, 79, 84, 89, 91, 196, 207, 208
Angoisse · 34, 35, 38, 39, 42, 46, 54, 56, 65, 67, 69, 71, 75, 76, 100, 101, 106, 123, 131, 132, 135, 141, 142, 143, 150, 151, 156, 158, 162, 163, 164, 167, 170, 171, 177, 199
Anthropologie · 114, 193, 202
Anxiété · 60, 81, 83, 100, 131, 144, 157, 158, 159, 160, 168
Attachement · 36, 37, 44, 54, 60, 70, 135, 145, 146, 159, 163, 184, 195, 206

Ç

Ça, moi, surmoi · 34, 35, 36, 40, 45, 50, 53, 85, 105, 142, 161, 175, 199, 201, 209

C

Castration · 12, 18, 34, 39, 42, 54, 55, 56, 65, 71, 75, 76, 177, 182
Clinique · 12, 13, 15, 21, 22, 26, 48, 53, 58, 86, 88, 96, 100, 102, 108, 131, 157, 160, 166, 169, 177, 179, 181, 185, 186, 194, 197, 200, 201, 205, 206
Comportement · 48
Culture · 25, 195, 198, 205

D

Démence · 206
Dépression · 46, 73, 90, 103, 104, 147, 154, 157, 159, 160, 162, 163, 164, 166, 167, 168, 169, 170, 172, 176, 194, 196, 200, 207, 209
Deuil · 37, 38, 39, 46, 71, 100, 101, 112, 117, 118, 124, 144, 145, 146, 147, 148, 152, 157, 167, 171, 177, 195, 199, 202, 205, 209
Dieu · 35
Dimensions · 12, 31

E

Ethnie · 23, 25, 29, 140, 150, 151

F

Famille · 6, 15, 16, 22, 53, 72, 74, 75, 86, 89, 90, 91, 102, 103, 104, 105, 106, 107, 108, 112, 116, 117, 121, 123, 125, 126, 133, 134, 139, 147, 148, 150, 152, 160, 162, 165, 166, 173, 174, 175, 177, 178, 180, 182, 184, 195, 196, 197, 204, 210

I

Identité · 200
Interculturalité · 21, 26, 27, 28, 29, 130, 145, 155
Interculturel · 3, 11, 13, 15, 18, 23, 26, 27, 28, 29, 40, 136, 178, 181, 186, 193, 196, 197, 201, 206
Interculturelle · 13

M

M.M.S · 91

Madame · 46, 48, 50, 51, 52, 84, 85, 86, 104, 105, 165, 166

Maladie · 6, 89, 127, 204, 207, 208

Médecine · 17, 209

Migration · 11, 12, 15, 17, 18, 131, 132, 133, 134, 135, 136, 138, 140, 143, 144, 146, 148, 150, 154, 155, 156, 162, 164, 166, 167, 177, 178, 179, 180, 184, 185, 197, 204, 208, 210

Modernité · 40, 137, 185, 202

Moi · 28, 34, 36, 37, 38, 39, 42, 44, 45, 47, 50, 52, 55, 58, 66, 75, 76, 92, 98, 99, 118, 131, 135, 141, 143, 147, 148, 157, 160, 171

Monsieur · 51, 68, 72, 74, 75, 90, 99, 100, 102, 103, 106, 107, 160, 161, 172, 174, 175

Mort · 12, 18, 35, 36, 38, 39, 46, 52, 55, 56, 58, 60, 67, 71, 76, 83, 90, 106, 111, 112, 114, 116, 117, 118, 119, 120, 121, 122, 123, 129, 141, 142, 143, 151, 162, 182, 183, 184, 194, 197, 200, 201, 206, 207, 209

N

Normal · 24, 196

O

Occident · 11, 12, 16, 17, 18, 32, 35, 39, 111, 112, 116, 117, 118, 121, 183, 184, 206, 207

Occidental · 88, 114, 116, 180, 181, 182, 183

P

Pathologie · 6, 16, 21, 32, 36, 37, 43, 48, 50, 52, 57, 60, 64, 72, 75, 77, 78, 79, 80, 83, 84, 85, 86, 87, 88, 89, 90, 91, 92, 93, 94, 95, 96, 99, 103, 108, 113, 116, 120, 129, 149, 155, 156, 165, 168, 171, 172, 175, 180, 182, 183, 186, 194, 195, 196, 201, 204, 206, 207, 208, 209

Patient · 15, 46, 48, 50, 51, 52, 53, 67, 68, 72, 73, 74, 75, 80, 83, 85, 86, 89, 90, 92, 94, 97, 99, 101, 102, 104, 105, 106, 107, 108, 155, 162, 166, 167, 172, 173, 176, 177, 180, 181, 185, 186, 196

Psychanalyse · 21, 37, 64, 133, 142, 163, 193, 195, 196, 198, 199, 200, 201, 206, 208, 210

Psychiatrie · 6, 21, 22, 87, 92, 93, 95, 96, 107, 108, 172, 183, 203, 204

Psychologie · 3, 11, 13, 15, 23, 26, 27, 29, 178, 181, 186, 193, 197

Psychologie interculturelle · 27

Psychologie, psychopathologie interculturelle · 11, 12, 22, 23, 24, 29, 179, 181, 184

PSYCHOPATHOLOGIE · 21, 35, 146, 199, 202, 205, 209, 210

Psychose · 42, 92, 93, 96, 97, 98, 107, 151, 157, 165, 195

Pulsion · 34, 38, 43, 57, 58, 59, 60, 62, 73, 76, 98, 101, 143, 152, 200, 206, 207

S

Santé · 186, 195, 203, 210

Sexualité · 39, 54, 59, 60, 61, 63, 65, 67, 68, 69, 70, 73, 77, 78, 181, 194, 198, 203

Social · 6, 16, 18, 24, 25, 26, 28, 31, 33, 40, 41, 50, 56, 62, 63, 75, 77, 80, 81, 89, 108, 111, 114, 119, 120, 124, 129, 132, 144, 150, 152, 154, 161, 163, 181, 183, 195, 196, 198, 205, 207, 209, 211

Sociale · 186, 195

Société · 41, 118, 130, 176, 183, 185

Sociétés · 6, 18, 39, 40, 57, 111, 112, 117, 119, 126, 128, 129, 138, 183, 185, 204, 205
Sociologie · 194, 196, 203
Suicide · 17, 46, 48, 74, 121, 152, 158, 197, 203, 207, 209
Surmoi · 28, 34, 42, 56, 66, 72, 99, 149
Symptôme · 22, 25, 43, 48, 49, 51, 52, 53, 80, 90, 91, 93, 95, 100, 101, 107, 108, 109, 131, 151, 152, 153, 154, 159, 165, 182, 186, 199, 205

T

Transculturalité · 27, 28
Traumatisme · 12, 18, 61, 140, 141, 142, 143, 144, 150, 153, 154, 156, 158, 169, 172, 177, 184, 194, 198, 205, 207, 208

V

Vie · 16, 26, 31, 32, 35, 37, 38, 41, 44, 54, 56, 60, 62, 64, 66, 68, 71, 76, 83, 89, 95, 98, 100, 101, 103, 106, 111, 112, 114, 118, 119, 120, 122, 139, 142, 144, 146, 148, 149, 152, 156, 159, 160, 162, 163, 165, 168, 170, 175, 177, 180, 181, 195, 198, 199, 200, 202, 203, 206
Vieillissement · 3, 12, 31, 131, 181, 193

Bibliographie

ABDALLAH-PRETCEILLE M. (1985). Pédagogie interculturelle : bilan et perspectives, In C. Clanet (Eds.), *L'interculturel en éducation et sciences humaines,* tome 1, Toulouse, PUM.

ABOU, S. (1981)., *L'identité culturelle,* Paris, Éditions Anthropos.

Abraham K. (1925), « contribution de l'érotisme oral à la formation du caractère », trad. I. Barande, *in Œuvres complètes II,* Paris, 1966.

ABRAHAM, G. (1984). Éloge de la Vieillesse, in SIMEONE I. et ABRAHAM, G. *Introduction à la psycho gériatrie,* SIMEP, Villeurbanne.

ABRAHAM, K. L'application des traitements psychanalytique chez les patients avancés en âge (1919). *Psychanalyse et Vieillissement psychothérapies,* 1981 ; 4 :229-35

AKISKAL H.S. & al (1977). Cyclothymic disorder : validating criteria for inclusion in the bipolar affective group, *Am J. Psychiatry.*

AKISKAL, H.S (1995)., *Le spectre bipolaire : acquisitions et perceptions cliniques,* L'encéphale, Sp. 6 : 3-11.

AKISKAL, H.S. (1981). Subaffective disorders: dysthymic, cyclothymic and bipolar II disorders in the bordeline realm, In *Psychiatric clinics,* N. Am 4.

AMSELLE, J.L. (1990), *Logiques métisses, Anthropologie de l'identité en Afrique et ailleurs,* Paris, Payot.

ARBROUSSE-BASTIDE P, COMTE A. (1968)., *Philosophes,* Paris, P.U.F.

ARIES, Ph. (1977). *L'homme devant la mort*, Paris, Seuil.

ARMENGAUG, F. (1999)., *La pragmatique*, Paris, P.U.F.

AUGE, M. & HERZLICH, C. (1984)., *Le sens du mal : anthropologie, histoire, sociologie de la maladie,* Paris, Ed. Des archives contemporaines.

AULAGNIER, P. (1975)., *La violence de l'interprétation*, Paris, PUF.

BADJI, B. (1993)., *La folie en Afrique : une rivalité pathologique*, Paris, L'harmattan.

BARANCIRA, S. (1997)., Aspects psychiatriques en situation de catastrophe au Burundi In *Les enfants dans la guerre et les violences civiles*, Michel Bertrand Eds, Paris, L'Harmattan.

BARROIS, C. (1988)., *Les névroses traumatiques*, Paris, Dunod.

BASTIDE, R. (1972)., *Sociologie des maladies mentales,* Paris, Flammarion.

BAUBET, T, ABBAL, T, CLAUDET, J, LE DU, C, HEIDENREICH, F, LEVY, K, MEHALLEL, S, REZZOUG, D, STURN, G, MORO, M-R. (2004)., Traumas psychiques chez le demandeur d'asile en France : des spécificités cliniques et thérapeutiques, in *Le journal de Victimologie*, France.

BERGER, M. (1995)., *Les séparations à but thérapeutiques,* Toulouse, Privat.

BERGER, M. (2007)., Sacrifice, dépression précoce et sexualité In *Cahiers de Psychologie clinique*, Paris, N°29.

BERRY, J., POORTINGA, Y., PANDEY, J., DASEN, P., SAARASWATHI, T., SEGALL, M., KAGITCIBASI, C. (Eds.), (1997), *Handbook of Cross-Cultural Psychology* (2e édition), 3 volumes, Boston, Allyn and Bacon.

BERTRAND, M. (1997)., Du trauma au récit In *Les enfants dans la guerre et les violences civiles*, Michel BERTRAND Eds, Paris, L'Harmattan.

BIANCHI, H. (1983)., « Remarques sur la réactivation de la problématique œdipienne à la fin de la vie », *Dialogue*, 79, pp.27-32.

BIBEAU, G. (1982)., *Psychose, Famille et Culture*, Paris, L'Harmattan.

BIBRING, E. (1953). The mecanism of depression, In P. Greenace, Ed affective disorders, New-York, International Universities Press.

BIDIMA, J.G. (1997)., *La palabre, une juridiction de la parole*, Paris, Michalon.

BION, W. (1961)., Recherche sur les petits groupes, Paris, P.U.F.

BION, W. (1962)., *Aux sources de l'expérience*, Paris, P.U.F.

BION, W. (1963)., *Eléments de la Psychanalyse*, Paris, P.U.F.

BION, W. (1975)., *Une mémoire du futur*, Paris, Césura.

BIRAGO DIOP, « Souffles », *Les contes d'Amadou Koumba*, Ed. Présence africaine, Dakar, 1961, pp 173-175

BONNET, D. (1988)., *Corps biologique et corps social. Procréation et maladie de l'enfant en pays Mossi*, Burkina Faso, Paris, O.R.S.T.O.M.

BONNET, D. (1999)., *La taxinomie des maladies en anthropologie : aperçu historique et critique*, Paris, Sciences Sociales et Santé.

BOURGEOIS, M.L. (2003)., *Deuil normal-deuil pathologique*, Paris, Doin.

BOWLBY, J. (1961). Childhood mourning and its implications for Psychiatry in *American journal of Psychiatry*.

BOWLBY, J. (1978)., *Attachement et perte :* vol. I. L'attachement, Paris, PUF.

BRUYERE, B. (1999)., Après la torture et l'exil : l'attente des demandeurs d'asile in *Le journal des psychologues*, Paris, 164, pp 52-53.

CAMILLERI, C., KASTERSZTEIN, J., et al (1990)., *Stratégies identitaires,* Paris, PUF.

CAMILLERI, C., COHEN-EMERIQUE, M. (1989). *Chocs de culture. Théories et enjeux pratiques de l'interculturel.* Paris : Ed. L'Harmattan, 311p.

CANGUILLEM, G. (1966)., *Le Normal et le Pathologique,* Paris, P.U.F.

CARON, R. Vivre avec la maladie d'Alzheimer. Rev. Fr psychiatry psychol. 2006 ; 10(100) : 43-8

CAZENEUVE, J. (1971)., *Sociologie du rite,* Paris, PUF.

CESAIRE, A. (1983)., *Cahier d'un retour au pays natal,* Paris, Présence africaine.

CESAIRE, A. (2004)., *Discours sur le colonialisme,* Paris, Présence africaine.

CHAPERON, S, « Kinsley en France », Les sexualités masculines et féminines en débat, In *le mouvement social,* N°198, 2002.

CHARAZAC, P. (1992)., « Sur le renforcement tardif du faux-self chez certains vieillards », *Psychanalyse à l'Université,* 17, 67, pp.65-67.

CHARAZAC, P. (1998)., *Psychothérapie du patient âgé et de sa famille,* Paris, Dunod.

CHATUE, J. (2007)., *L'Afrique Noire et le biais épistémologique,* Université de Picardie Jules Verne, Thèse d'habilitation à diriger des recherches.

CLANET, C. (1990)., *L'interculturel. Introduction aux approches interculturelles en éducation et en sciences humaines,* Toulouse, PUM.

CLARK, H, MURPHY, G.L (1992)., Epreuve de décision lexicale dans la dépression majeure In *l'Encéphale,* Paris.

CLEMENT, J-P, LEGER, J-M. (1989). *Prise en charge psychologique de la dépression chez l'âgé.* Psycho gériatrie, I, I, 10-15.

COLLOMB, H. (1974)., *L'enfant qui part et qui revient ou la mort d'un même enfant*, ANTHONY, J et KOUPERNIK, C, Ed., L'enfant dans la famille, Paris, P.U.F., 1974, réédition 1980.

CROCQ, L. (1999)., *Les traumatismes psychiques de guerre*, Paris, Odile Jacob.

DANON-BOILEAU, H. (2000)., *De la vieillesse à la mort. Point de vue d'un usager.* Calmann Lévy.

DASEN, P. et All. (1993)., *Psychologie clinique et interrogations culturelles*, Paris, Harmattan.

DE BEAUVOIR, S. (1970)., *La vieillesse 2*. Paris, Gallimard.

DELAY, J., PICHOT. (1990)., *Abrégé de Psychologie,* Paris, Ed. Masson.

DELAY, J. (1946)., *Les dérèglements de l'humeur,* Paris, P.U.F.

DENOUX, P. (1994 a). L'identité interculturelle In *Bulletin de Psychologie*, 419, 264-270.

DENOUX, P. (1994 a). Pour une nouvelle définition de l'inter culturation In *J.BLOMARD et B .KREWER (Eds.), Perspectives de l'interculturel,* Paris, L'Harmattan.

DENOUX, P. (1995)., La recherche interculturelle en France In M.ABDALLAH-PRETCEILLE et A. THOMAS (Eds.), *Relations et apprentissages interculturelles*, Paris, Armand Colin.

DENOUX, P. (1999)., Modélisations du vieillissement psychique et appréhension de la différence in J.WERTHEIMER et J-M LEGER (Ed), *Traité de Psychiatrie du sujet âgé, Paris, Flammarion, pp 56-64*.

DENOUX, P. (2006)., Le suicide évergétique, nouveau pattern culturel ? Le cas Amélie in *la revue de Gériatrie*, 31, 171-176.

DENOUX, P. (2007)., La trajectoire comme facteur associé à l'étiopathogénie des troubles mentaux dans la migration *in Annales médico-psychologiques,* 165-7, 492-502.

DESPRATS-PEQUIGNOT, C. (1992)., *La psychopathologie de la vie sexuelle*. Paris, PUF.

DEUTSCH, H. (1994)., *Psychanalyse des fonctions sexuelles de la femme*. Paris, PUF.

DEVEREUX, G. (1951/1998). *Psychothérapie d'un indien des plaines*, Paris, Fayard.

DEVEREUX, G. (1985)., « Culture et inconscient » in *Ethnopsychanalyse complémentariste,* Paris, Flammarion.

DEVEREUX, G. (2006)., *Essais d'ethnopsychiatrie générale*, Paris, Gallimard.

DIBAKANA-MOUANDA, J.A. (2008)., *Figures contemporaines du changement social en Afrique*, Paris, L'Harmattan.

DORAY, B & LOUZON, C. (1997)., *Les traumatismes psychiques et la culture*, Paris, Erès.

DORON, R & PAROT, F. (1991)., *Dictionnaire de psychologie*. Paris, PUF.

EIGUER, A. (1991), *La folie de Narcisse. La double conflictualité psychique*, Paris, Dunod.

ERIKSON, E. (1972)., *Adolescence et crise : la quête de l'identité*, Paris, Flammarion.

FELSTEIN, I. (1970)., *La sexualité du troisième âge*. Paris, Robert Laffont.

FERENCZI S. (1916). Deux types de névroses de guerre, *O.C. II, Psychanalyse,* Paris : Payot, 1978.

FERENCZI S. (1919). Psychanalyse des névroses de guerre, *O.C. III, Psychanalyse 3*, Paris : Payot, 1982.

FERENCZI S. (1934). Articles posthumes, Réflexions sur le traumatisme, *O.C. IV, Psychanalyse*. Paris : Payot, 1982.

FERENCZI, S. (1932 a)., Confusion de la langue entre les adultes et l'enfant, In .S. FERENCZI, Œuvres complètes, Paris, Paris, Vol IV, Ed Payot, 1982.

FERREY, G & LE GOUES, G. (1989)., *Psychopathologie du sujet âgé*, Paris, Masson, 3ᵉ éd.

FRANTZ, F. (1952)., *Peau noire, masques blancs*, Paris, Seuil.

FREUD S. (1919). Introduction à La psychanalyse des névroses de guerre, In *Résultats, idées, problèmes*. Paris, P.U.F, 1984.

FREUD S. (1920). Rapport d'expert sur le traitement électrique des névrosés de guerre, In *Résultats, idées, problèmes*. Paris : P.U.F, 1984.

FREUD, A. (1936)., *Le moi et les mécanismes de défense*, Paris, PUF.

FREUD, S. (1908)., Les théories sexuelles infantiles In *La vie sexuelle*, Paris, PUF, 1969.

FREUD, S. (1915)., *Totem et tabou*, Paris, Petite bibliothèque Payot, 1980.

FREUD, S. (1916)., *Introduction à la psychanalyse*, Paris, Payot, 1970.

FREUD, S. (1916-1917). *Deuil et mélancolie*, Paris, PUF, 1994.

FREUD, S. (1920)., Au-delà du principe de plaisir, in *Essais de psychanalyse,* Paris, Payot, 1968.

FREUD, S. (1923)., « Le moi et le ça » in *Essais de psychanalyse,* Paris, Payot, 1966.

FREUD, S. (1923)., Une névrose démoniaque au dix-septième siècle, in *Essais de psychanalyse appliquée,* Paris, Gallimard, 1976.

FREUD, S. (1926)., Inhibition, symptôme et angoisse, *in Œuvres complètes, psychanalyse,* Paris, PUF, 1992.

FREUD, S. (1926)., La question de l'analyse laïque (publié sous le titre Psychanalyse et médecine), in *Ma vie et la psychanalyse*, Paris, Gallimard, 1968.

GAGEY, J. (1968)., Le corps en Psychologie clinique, In *Bulletin de Psychologie,* Paris, Tome 21, pp 15-19.

GOFFMAN, E. (1956)., *La mise en scène de la vie quotidienne,* Paris, Editions confidentielles, Seconde édition, 1959.

GOFFMAN, E. (1963)., *Notes on the management of spoiled identity*, Paris, Editions de minuit.

GOFFMAN, E. (1967)., *Les rites d'interaction,* Paris, Editions de minuit.

GOFFMAN, E. (1969)., *Interaction stratégique,* Paris, Editions de minuit.

GOFFMAN, E. (1973)., *La présentation de Soi,* Paris, Editions de minuit.

GOFFMAN, E. (1974)., *Les cadres de l'expérience,* Paris, Editions de minuit.

GRAWITZ, M., (1994)., *Lexique des sciences sociales*, Paris, Dalloz.

GREEN, A. (1986)., « Pulsion de mort, narcissisme négatif, fonction désobjectalisante », *In collectif, La pulsion de mort,* Paris, PUF.

GRINBERG, L & GRINBERG, R. (1986)., *Psychanalyse du migrant et de l'exilé*, Césura, Lyon.

GROTJAHN, M. (1955), « Psychothérapie analytique des gens âgés », trad. V. SMIRNOFF, *In La psychanalyse*, 1956, 2, pp.243-255.

HALPERN, C, RUANO-BORBALAN, J.C. (2004)., *Identité (S), L'individu Le groupe La société*, Paris, Sciences Humaines.

HAYNAL, A. (1987). *Dépression et créativité : le sens du désespoir*, Psychanalyse, Ed : CESURA.

HEIDENREICH, F. (2003)., *Processus psychiques pendant l'attente d'une réponse à la demande d'asile chez les réfugiés et leurs familles*, Mémoire pour l'obtention du D.E.A, Villetaneuse, Université Paris XIII.

HERFRAY, C. (2001)., *La vieillesse en analyse*. Paris, Dunod.

HOFSTEDE, G. (1994)., *Vivre dans un monde interculturel*, Paris, Les éditions d'organisation.

HOMBURGER ERIKSON, E. (1960)., *Enfance et société*, Paris, DELACHAUX et NIESTLE, 1950.

JACQUET SMAILOVIC, M. (2002). *L'enfant, la maladie et la mort d'un proche expliqués à l'enfant* : De Boeck-Wesmaël, 178p.

JALLEY, E. (1998)., Psychanalyse, psychologie clinique et psychopathologie In *SAMACHER R, Eds., Psychologie clinique et pathologique*, Paris, Bréal.

JEPSEN, S. (1988)., The General health of Asylum Seekers-the Danish Experience in *U.Von Buchwalds (eds), Les syndromes de dépendance chez les réfugiés : origines et conséquences*, Stockholm : Ligue des sociétés de la Croix Rouge, pp 9-10.

KAËS, R & al. (2001)., *Différence culturelle et souffrances de l'identité*, Paris, Dunod.

KAËS, R. (1976)., *L'appareil psychique groupal, Constructions du groupe*, Paris, Dunod.

KAËS, R. (1979)., Introduction à l'analyse transitionnelle, *In Crise, rupture et dépassement,* Paris, Dunod.

KAËS, R. (1998)., *Différences culturelles et souffrances de l'identité*, Paris, Dunod.

KINSEY, A. (1948)., *Le comportement sexuel de l'homme*, Paris, Pavois.

KINSEY, A. (1954)., *Le comportement sexuel de la femme*, Paris, Amiot Dumond.

KLEIN, M. (1921)., Le développement d'un enfant In *Essais de psychanalyse,* Paris, Payot, 1968.

KLEIN, M. (1930 a)., *L'importance de la formation du symbole dans la formation du moi* In *Essais de psychanalyse,* Paris, Payot, 1968.

KLEIN, M. (1932)., *La psychanalyse des enfants*, Paris, P.UF, 1935.

KLEIN, M. (1967)., « Contribution à l'étude de la psychogenèse des états maniaco-dépressifs *in Essais de psychanalyse*, Paris, Payot.

KOUVOUAMA, A. (2002)., *Modernité africaine : les figures du politique et du religieux*, Paris, Paari.

KREWER, B, DASEN, P. (1993)., « La relation psychisme-culture : un problème d'équivalence des termes dans la discussion internationale » In *F. Fanon et G. Vermès (Eds.), L'individu et ses cultures*, Paris, L'Harmattan.

LANTERI-LAURA, G. (1994)., In *WILDLÖCHER, D., Traité de psychopathologie*, Paris.

LAPLANCHE, J., PONTALIS, J-B. (1967)., *Vocabulaire de la psychanalyse*, Paris, PUF, 1984.

Leger, J.M., Clément, J.P et al (1999), *Psychiatrie du sujet âgé*, Paris, Flammarion.

LE GOUES, G. (1991)., *Le Psychanalyste et le Vieillard*, Paris, PUF.

LE GOUES, G. (2000)., *L'âge et le principe de plaisir*, Paris, Dunod.

LEGUINEL, N. (1972)., *Psychopathologie et acculturation, éléments pour une psychopathologie négro-africaine*, Paris, Thèse de 3ème cycle.

LEVI-STRAUSS, Cl., (1962)., *Anthropologie structurale*, Paris, Plon.

LEWIN, K. (1959)., *Psychologie dynamique*, Paris, PUF.

LHOMME-RIGAUD, C. (2007)., *Exils et troubles de la pensée*, Paris, L'Harmattan.

LUSSIER, M. (2007)., *Le travail de deuil*, Paris, PUF.

MALINOWSKI, B. (1968)., *Trois essais sur la vie sexuelle des primitifs* (traduction française), Paris, Payot (Œuvre originale, 1933).

MALINOWSKI, B. (1971)., *La sexualité et sa répression dans les sociétés primitives* (traduction française), Paris, Payot (Œuvre originale, 1927).

MANNONI, M. (1991)., *Le nommé et l'innommable. Le dernier mot de la vie.* Paris, Denoël.

MAUSS, M. (1950)., Les techniques du corps, In *Sociologie et anthropologie*, Paris, P.U.F (Œuvre originale, 1934).

MEAD, M. (1963)., *Mœurs et sexualité en Océanie* (traduction française), Paris, Plon.

MEAD, M. (1964)., *L'anthropologie comme science humaine* (traduction française), Paris, P.U.F.

MEAD, M. (1973)., *Une éducation en Nouvelle-Guinée* (traduction française), Paris, Payot (Œuvre originale, 1930).

MEMMI, A. (1957)., *Portrait du colonisé-Portrait du colonisateur*, Paris, Folio actuel.

MESSY, J. (1985)., « Le temps du miroir » In *Le Journal des Psychologues*, n° 26.

MESSY, J. (2002)., *La personne âgée n'existe pas*, Paris, Payot.

MIRCEA, E. (1965)., *Le sacré et le profane*, Paris, Gallimard.

MIRCEA, E. (1988)., *Aspects du mythe*, Paris, Gallimard.

MISHARA, B.L, RIEDEL, R. (1994)., *Le vieillissement*, Paris, P.U.F, 3ème édition.

MISHARA, B.L. (2003)., Des pratiques novatrices pour la prévention du suicide au Québec : un défi de société, In *Santé mentale au Québec,* Vol.28, N°1, pp 37-53.

MORO, M.R, DE LA NOË, MOUCHENIK, Y Eds. (2004)., *Manuel de psychiatrie transculturelle,* Paris, La pensée sauvage.

MORO, M.R. (1991)., De la nécessité d'une épistémologie de la différence. La vulnérabilité spécifique des enfants de migrants, In G. RAIMBAULT et M. MANCIAUX (Ed),

L'enfance menacée, Paris, INSERM/ La documentation française, 175-182.

MORO, M.R. (1991)., Essai d'analyse des propositions thérapeutiques spécifiques en entretien ethno psychiatrique mère-enfant, *Psychologie française,* t 36, N°4, 307-322.

MORO, M.R. (1994)., *Parents en exil, psychopathologie et migration,* Paris, P.U.F.

MORO, M.R. (1994)., *Parents en exil : psychopathologie et migrations,* Paris, PUF.

MORO, M.R. (2004)., *Psychothérapie transculturelle de l'enfant et de l'adolescent,* Paris, Dunod.

MORO, M.R., (1988)., *Introduction à l'étude de la vulnérabilité spécifique de l'enfant de migrants. Analyse d'une étude longitudinale des interactions mère-enfant et du développement de l'enfant de 0 à 8 ans,* Paris, Thèse pour le doctorat en médecine, Faculté Bichat.

MORO, M.R., et NATHAN, T. (1989)., Métamorphoses. Genèse d'un concept migrateur, *Nouvelle Revue d'Ethno psychiatrique,* N° 12, 7-10.

MOUCHENIK, Y. (2004)., *L'enfant vulnérable : Psychothérapie transculturelle en pays Kanak (nouvelle Calédonie),* Paris, Pensée Sauvage.

MOUKOUTA, C.S (2002)., Thérapies traditionnelles-thérapies modernes en milieu psychiatrique au Congo : Syncrétisme ou interférence ? *In Annales médicopsychologiques-Revue psychiatrique,* Paris, Elsevier éd, pp 353-361.

MOUKOUTA, C.S. (2004)., *Maladie mentale : Représentations, itinéraires thérapeutiques au Congo,* Paris, Paari.

MOUKOUTA, C.S. (2005)., Représentation de la maladie mentale et violences familiales au Congo in*, Temps et Espaces de la Violence, PEWZNER E, Eds.* Paris, Sens Editions, pp 197-213.

MOUKOUTA, C.S. (2008)., Communication sociale et santé psychique in *KINYINDOU, A éd., Communication pour le développement : Analyse critique des dispositifs et pratiques professionnelles au Congo*, Paris E.M.E, pp 95-113.

MOUKOUTA, C.S; Carlos Alberto Dias; Santûsia Nunes Rabelo (2002)., consideracöes sobre o homossexualismo no Brasil e no Congo in *Sociedade Brasileira de sexualidade humana,* numero do Volume 13.

MOUSSAOUI, D & FERREY, G. (1985)., *Psychopathologie des migrants*, Paris, PUF.

NACHIN, C. (1993)., *Les fantômes de l'âme,* Paris, l'Harmattan.

NACHIN, C. (1995)., Du symbole psychanalytique dans la névrose : la crypte et le fantôme, In *le psychisme à l'épreuve des générations, clinique du fantôme,* Paris, Dunod.

NACHIN, C. (1998)., *Le deuil d'amour,* Paris, L'Harmattan.

NACHIN, C. (2004)., *La méthode psychanalytique,* Paris, Dunod.

NATHAN, T. (1985)., L'enfant-ancêtre, *Nouvelle revue d'Ethnopsychiatrie clinique,* Paris, N°4, 17-48.

NATHAN, T. (1986)., La folie des autres, *Traité d'Ethnopsychiatrie clinique,* Paris, Dunod.

NATHAN, T. (1986)., Trauma et mémoire. Introduction à l'étude des soubassements psychologiques des rituels d'initiation, *Nouvelle Revue d'Ethnopsychiatrie,* N° 6, 7-19.

NATHAN, T. (1987)., Cultures et symptômes, *Enfances et cultures, Colloque de l'ANPASE,* Paris, Privat.

NATHAN, T. (1987)., La fonction psychique du trauma, *Nouvelle Revue d'Ethnopsychiatrie,* N°8, 7-9.

NATHAN, T. (1987)., Ressorts de l'efficacité techniques dans les thérapies traditionnelles, *Adolescent*. 5, N°2, 383-400.

NATHAN, T. (1988). Rituels de deuil, travail du deuil, *Nouvelle Revue d'Ethnopsychiatrie,* N°10, 7-10.

NAYEBI, J-C. (1998)., *Les dépressions d'exil, Essai de psychopathologie : Les troubles liés à l'expérience d'Exil*, Paris, Thèse de Doctorat T.1.

ORTIGUES, M.C. (1973)., *Œdipe africain,* Paris, U.G.E, Coll. 10-18.

OSGOOD, C. (1962), *Studies on the generality of affective meaning systems*, American Psychologist.

OSGOOD, C., MAY, W et coll. (1975). *Cross-cultural universals of affective meaning.*

PAQUETTE, D. (1996)., *L'interculturel : De la psychosociologie à la psychologie clinique*, L'harmattan, Paris, pp 39-40.

PARKES, CM. (1991)., Attachment, bonding and psychiatric problems after bereavement in adult life In *Attachment across the life cycle,* Edited by Parkes C.M., Stevenson-Hinde J, Marris P., Tavistock/Routledge, London.

PERUCHON, M. (1994)., Le déclin de la vie psychique, in *Psychanalyse de la démence sénile*, Paris, Dunod.

PERUCHON, M. (1999)., La personne âgée en institution et le psychologue, in *journal des psychologues*, Paris, 167, pp 31-39.

PERUCHON, M. (1999)., Régression et/ou désorganisation au regard de la sénescence, in *Psychiatrie française*, 2, 126-133.

PERUCHON, M. (2001a)., « Démence et vie opératoire » in *Cahiers de psychologie clinique*, 16, 123-129.

PERUCHON, M., THOME-RENAULT. (1992)., *destins ultimes de la pulsion de mort. Figures de la vieillesse,* Paris, Dunod.

PEWZNER, E. (1993)., Le modèle de la folie en Occident. Une approche critique de la notion d'ethnopsychiatrie, In *Annales Médico-psychologiques*, Paris, 151, N°1.L'homme *coupable :*

PEWZNER, E. (1995)., *Introduction à la psychopathologie de l'adulte*, Paris, Armand Colin.

PEWZNER, E. (1996)., *L'homme coupable : la folie et la faute en Occident*, Paris, Dunod

PICHOT, P. (1988)., Les concepts de la dépression, In *Psychiatrie et Psychobiologie,* N°3, 15-35.

PICHOT, P. (1996)., *Un siècle de Psychiatrie,* Paris, Ed Empêcheurs de penser en rond.

PLOTON, L. (1986), « Évolution des conceptions concernant la démence sénile », *Gérontologie*, n°58.

PLOTON, L. (1990), *La Personne âgée, son accompagnement médical et psychologique et la question de la démence*, Lyon, Chronique sociale.

PLOTON, L. (1996), *Maladie d'Alzheimer (A l'écoute d'un langage)*, Lyon, Chronique sociale.

POLLOCK, G. *On the aged ant psychopathology*, Int. J. Psychoanal, 1982: 63: 275-81.

POROT, A. (1960)., *Manuel alphabétique de Psychiatrie,* Paris, P.UF.

QUINODOZ, J.M. (1989), "implications cliniques du concept de pulsion de mort" In *Revue française de psychanalyse,* T. L III, N.2, pp 737-749.

QUINODOZ, J-M., GUIGNARD, F. (2003). *L'année psychanalytique internationale,*. Paris.

RANK, O. (1911)., Une contribution au narcissisme, In *tropiques,* 1974.

RANK, O. (1924)., *Le traumatisme de la naissance,* Paris, Payot.

RANK, O. (1983)., *L'art et l'artiste : créativité et développement de la personnalité,* Paris, Payot.

REDFIELD, R., LINTON, R., & HERSKOVITZ, M. (1936). Memorandum for the study of acculturation. *American Psychologist, 38,* 149-152.

ROBIN, E & GUZE, SB. (1970), Suicide and Primary affective disorders, *Br. J Psychiatry*, 117.

ROHEIM, G. (1967)., *Psychanalyse et anthropologie* (traduction française), Paris, Gallimard (Œuvre originale, 1950).

ROHEIM, G. (1972)., *Origine et fonction de la culture* (traduction française), Paris, Gallimard (Œuvre originale, 1943).

ROUCHY, J.C. (1987) ., « L'identité culturelle et groupe d'appartenance », In *Revue de psychothérapie psychanalytique de groupe*, Paris.

ROUCHY, J.C. (1994). "Les prémisses d'une recherche transculturelle » In *Connexions*, Paris.

ROUSSEAU, C, NADEAU, L. (2003)., Migration, exil et santé mentale, In BAUBET T, MORO M.R, editors *Psychiatrie et migrations,* Paris, Masson.

ROUSTANG, F (1987)., « Dans certains cas », In *Etudes Freudiennes,* Paris, Denoël, N°30, pp.39-48.

RUANO-BORBALAN, J-C. (1998)., *L'identité, l'individu, le groupe, la société, Sciences* Humaines éditions.

SAHLI-CHAFAI H (1997)., Le traumatisme psychique… Ce reflet indiscret. Des maux de la tribu In *Les enfants dans la guerre et les violences civiles*, Michel Bertrand Eds., Paris, L'Harmattan.

SAYAD, A. (1999)., *La double absence : des illusions de l'émigré*, Paris, Editions du seuil.

SENGHOR, L.S. (1959)., *Eléments constructifs d'une civilisation négro-africaine,* Paris, P.UF.

SILLAMY, N. (1980)., *Dictionnaire Encyclopédique de Psychologie*, Paris, Bordas.

SIMAGA, A. (2003)., *La prise en charge de la démence au mali : différences et perspectives*, Mémoire DU « Maladie d'Alzheimer et démences apparentées », Université Paris XII.

SOW, I. (1977)., *Psychiatrie dynamique africaine,* Paris, Payot.

SOW, I. (1978)., *Les structures anthropologiques de la folie en Afrique,* Paris, Payot.

SPITZ, R. (1946)., *Dépression anaclitique : étude psychologique des enfants,* Paris, Seuil.

SPITZ, R. (1976)., *le non et le oui,* Paris, P.U.F.

SPITZ, R. (1979)., *de la naissance à la parole,* Paris, P.U.F.

SPITZ, R. (1979)., *L'embryogénèse du moi,* Bruxelles, Editions complexes.

STERN D.N. (1981)., *Mère-enfant, Les premières relations,* Bruxelles (Œuvre originale, 1977).

STERN D.N. (1989)., *Le monde interpersonnel du nourrisson,* Paris, P.U.F (Œuvre originale, 1985).

STERN, D.N. (1989)., Les interactions affectives, In *Psychopathologie du bébé,* Lebovici S, Weil-Halpera F, Paris, P.U.F.

STERN, J. (1995)., *L'immigrant et sa nostalgie,* Paris, Ed Langage et société.

STERN, J. (2008)., L'immigration, la nostalgie, le deuil, In *Revue de psychanalyse-filigrane.*

STORK, H. (1999)., *Introduction à la psychologie anthropologique,* Paris, Armand Colin.

SZASZ, T. (1986)., *Le mythe de la maladie mentale*, Paris, Payot.

TAJFEL, H. (1972)., La catégorisation sociale In *S. Moscovici (Ed) ; Introduction à la Psychologie sociale,* Vol 1, Paris, Larousse.

TESSIER 1999)., Suicide des sujets âgés et autres conduites autodestructrices. *Psychiatrie du sujet âgé.* Ed. Flammarion, coll. Médecine-sciences.

THOMAS. (1978)., *Mort et pouvoir*, Payot, Paris.

TOBOADA LEONETTI. (1990)., « Stratégies identitaires et minorités : Le point de vue du sociologue », in *Stratégies identitaires* sous la direction de CAMILLERI, Paris, PUF.

TOMKIEWSZ, S. (1997)., L'enfant et la guerre In *Les enfants dans la guerre et les violences civiles*, MICHEL BERTRAND Paris, L'Harmattan.

TOTAH, M. (2001)., *FREUD et la guérison : La psychanalyse dans le champ thérapeutique,* Paris, L'Harmattan.

Tsala Tsala, P., (2002)., *Santé mentale, Psychothérapies et Sociétés*, Yaoundé, The World Council for Psychotherapy.

Van Gennep, A. (1909)., *Les rites de passage*, Paris, E. Nourry.

Varro, G. (2006)., L'expérience subjective de la migration ou l'exploration de l'intériorité, In *Les incidences subjectives de l'immigration*, Paris, Revue de Psychanalyse, N°12.

Vignat, J-P. (1985), « Evénements, circonstances et décompensations psychopathologiques chez la personne âgée », *Psychologie médicale*, Vol 17.

Winnicott, D.W. (1969)., *De la pédiatrie à la psychanalyse* (traduction française), Paris, Payot (Œuvre originale, 1935-1963).

Winnicott, D.W. (1974)., L'état de dépendance dans le cadre des soins maternels et infantiles et dans la situation analytique, In *Processus de maturation chez l'enfant,* Paris, Payot (Œuvre originale, 1963).

Winnicott, D.W. (1975)., Le rôle de miroir de la mère et de la famille dans le développement de l'enfant, In *Jeu et réalité* (traduction française), Paris, Gallimard (Œuvre originale, 1971).

Winnicott, D.W. (1975)., Objets transitionnels et phénomènes transitionnels, In *Jeu et réalité* (traduction française), Paris, Gallimard (Œuvre originale, 1951).

Zempléni, A. (1966)., La dimension thérapeutique du culte des rab.Ndöp, Turu et samp, rites de possession chez les Wolof et les Lebou, *Psychopathologie africaine,* T II, N°3, 295-439.

Zempléni, A. (1967)., Sur l'alliance de la personne et du rab dans le Ndöp, *Psychopathologie africaine,* III, 441-450.

Zempléni, A. (1968)., *L'interprétation et la thérapie traditionnelle du désordre mental chez les Wolof et les Lebou du Sénégal*, Paris, Thèse pour le doctorat de troisième cycle, Sorbonne.

Zempléni, A. (1969). *La thérapie traditionnelle des troubles mentaux chez les Wolof et les Lebou (Sénégal), Principes*, Social Science and Medecine, N° 3, 191-205.

Zempléni, A. (1983)., Le sens de l'insensé : de l'interprétation « magico-religieuse » des troubles psychiques, *Psychiatrie française,* N°4, 29-47.

Table des matières

Préface _____ *11*

    Introduction _____ 15

    Chapitre 1 _____ 21

Psychopathologie et interculturalité _____ 21

    De la psychiatrie à la psychopathologie _____ 21

    De la psychopathologie à la psychologie interculturelle _ 22

    Chapitre 2 _____ 31

Le Vieillissement dans sa dimension normale et pathologique _____ 31

    Les invariants du vieillissement dit normal _____ 31

    L'identité _____ 40

Le narcissisme _____ 44

    Image du corps, image de soi : « le miroir brisé » _____ 45

    Le mimétisme _____ 48

    Les bénéfices secondaires _____ 52

    Réactivation du complexe d'Œdipe et de Castration ___ 54

    La sexualité _____ 59

    Les invariants du vieillissement dit pathologique _____ 77

    La démence _____ 78

    La démence de type Alzheimer _____ 79

    Les troubles du comportement _____ 81

    Les troubles de la personnalité _____ 81

    Les troubles psychotiques _____ 82

    La démence fronto-temporale (DFT) _____ 90

    La démence à Corps de Lewy (DCL) _____ 91
    Délire dans la psychose et/ou dans la démence _____ 92
Chapitre 3 _____ 111
Vieillesse- Mort en Occident et dans la civilisation africaine _____ 111
    Vieillesse et mort _____ 111
    La crise des rites _____ 114
    Vieillesse et mort dans les civilisations négro-africaines 119
    Vieillesse et mort _____ 119
    Sens et importance des rites en Afrique _____ 122
Chapitre 4 _____ 131
Le Vieillissement dans la Migration _____ 131
    Réaménagements psychologiques chez le migrant âgé _____ 131
    Réaménagements identitaires _____ 131
    Le faux-self du migrant _____ 138
Traumatisme et Migration _____ 140
    Du trauma à la psychopathologie de la migration _____ 150
    De la migration au syndrome anxiodépressif _____ 156
Conclusion _____ 179
Index _____ 187
Bibliographie _____ 193
Table des matières _____ 213

L'HARMATTAN, ITALIA
Via Degli Artisti 15 ; 10124 Torino

L'HARMATTAN HONGRIE
Könyvesbolt ; Kossuth L. u. 14-16
1053 Budapest

L'HARMATTAN BURKINA FASO
Rue 15.167 Route du Pô Patte d'oie
12 BP 226
Ouagadougou 12
(00226) 76 59 79 86

ESPACE L'HARMATTAN KINSHASA
Faculté des Sciences Sociales,
Politiques et Administratives
BP243, KIN XI ; Université de Kinshasa

L'HARMATTAN GUINÉE
Almamya Rue KA 028
En face du restaurant le cèdre
OKB agency BP 3470 Conakry
(00224) 60 20 85 08
harmattanguinee@yahoo.fr

L'HARMATTAN CÔTE D'IVOIRE
M. Etien N'dah Ahmon
Résidence Karl / cité des arts
Abidjan-Cocody 03 BP 1588 Abidjan 03
(00225) 05 77 87 31

L'HARMATTAN MAURITANIE
Espace El Kettab du livre francophone
N° 472 avenue Palais des Congrès
BP 316 Nouakchott
(00222) 63 25 980

L'HARMATTAN CAMEROUN
BP 11486
(00237) 458 67 00
(00237) 976 61 66
harmattancam@yahoo.fr

619319 - Septembre 2015
Achevé d'imprimer par

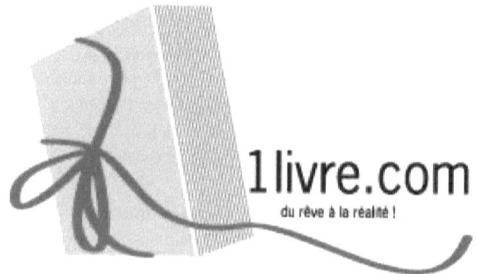